Nuestro ABC de la Gestión Enfermera

Ideas para la gestión enfermera profesional

Albert Cortés Borra

Pedro Jaén Ferrer

Copyright © 2020 Albert Cortés Borra y Pedro Jaén Ferrer
Prólogo de Joan Carles March

Todos los derechos reservados.

ISBN: 9781731320865
ISBN-13: 9781731320865

V2

Licencia CC no comercial, atribución, SA compartir igual

Nuestro ABC de la Gestión Enfermera: ideas para una gestión enfermera profesional cuenta con el aval científico de la **Sociedad Española de Directivos de la Salud (SEDISA)**

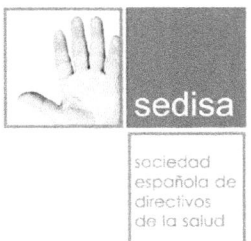

El año 2020 es el año de las enfermeras y las matronas. **Nursing Now** es una campaña global de tres años de duración realizada en colaboración con el **Consejo Internacional de Enfermeras** y la **Organización Mundial de la Salud**. Se trata de un programa del **Fondo Burdett** para la enfermería.

Jaén & Cortés nos sumamos al reto **Nursing Now**, y este libro es un homenaje a la labor diaria de enfermeras y matronas por el liderazgo en salud.
.

INDICE

Agradecimientos
Prólogo por Joan Carles March   1
1 Presentación   5
2 La supervisión enfermera   9
3 Funciones y responsabilidades   17
4 Habilidades clínicas   25
5 Calidad y gestión   31
6 Habilidades de comunicación   41
7 Gestión de personas   51
8 Sistemas de información y recursos materiales   59
9 Crear ambientes de trabajo   67
10 Gestión de conflictos   73
11 Motivación y liderazgo   85
12 Creatividad e innovación   93
13 Team building   101
14 El gestor coach   109
15 Las H en gestión   115
   Epílogo   119
   Sobre los autores   121

AGRADECIMIENTOS

Agradecer a todos aquellos que han confiado en nosotros: compañeros, que nos han enseñado a compartir nuestra trayectoria profesional, nuestro día a día en nuestros centros de trabajo, a nuestros alumnos, en cualquiera de nuestras actividades formativas, por su confianza y por el aprendizaje que representa la docencia, y sin olvidar a nuestros profesores que nos abrieron la mente para dedicarnos a la gestión.

Y por supuesto a **Joan Carles March**,
por aceptar escribir el prólogo de este nuestro segundo libro.

A **SEDISA** Sociedad Española de Directivos de la Salud
por otorgarnos el aval científico.

¡A todos muchas gracias!

RECOMENDACIONES ANTES DE EMPEZAR LA LECTURA DE NUESTRO ABC

Este libro que tienes en tus manos no es preciso que se lea en el orden de capítulos que se presenta, sino puedes leerlo en el orden que tu creas, porque lo que pretendemos es que nuestro mensaje llegue de manera adecuada a los lectores, creando una modo de personal de lectura.

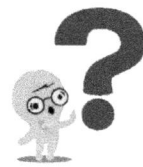 Al final de cada capítulo es posible que encuentres esta imagen junto con el signo de interrogación, este icono incluye unas preguntas o reflexiones que aconsejamos hacer después o antes de la lectura de los capítulos, y así trabajar los conceptos que se han presentado.

PRÓLOGO

Conocer, empatizar, decidir para tener el ABC de la gestión enfermera

Conozco grandes enfermeras, magníficas gestoras, líderes capaces de mejorar con su dirección, el ambiente y los resultados de sus centros.

Conozco a estas personas que tienen nombre y apellidos, que trabajan no en el decir sino en el hacer, que trabajan contra la mediocridad y la chapuza,...

Conozco personas que dirigen sus centros con toda la Humanidad necesaria y posible.

Conozco a directivos/as que han trabajado la profesionalización de su gestión.

Conozco a enfermeras que utilizan la honestidad, entre otras claves, para un cambio. Y es que la principal cualidad para ser una buena enfermera es la honestidad u honradez, que es la virtud que consiste en decir la verdad, ser razonable y justa y actuar de manera íntegra, una cualidad humana que consiste en actuar de acuerdo como se piensa y se siente (COHERENCIA con los valores y creencias, con lo que se dice y lo que se hace y con lo que se dice y cómo se dice). Quien obra con honradez se caracteriza por la integridad con la cual procede en todo en lo que actúa, respetando por sobre todas las cosas que se consideran adecuadas. La honestidad puede entenderse como el respeto a la verdad, a los hechos y a las personas; en otros sentidos la honestidad también implica la relación entre el sujeto y los demás, y del sujeto consigo mismo. Y eso implica pensar antes de decir; reflexionar, ... Y plantearme cuál es HONESTAMENTE mi objetivo, previo a la entrada a una reunión, a una entrevista, a ...

Conozco a enfermeras humildes y también a directivos humildes que saben que lo importante es que la gente pueda crecer. Y la gente se siente crecer cuando aprende y cuando asume más responsabilidad. Aprender y respetarse es lo mejor que hay. Los líderes humildes reconocen por igual al talento y a la buena gente. La buena gente es la base de una comunidad generosa. Necesitamos directivos humildes que también sean intolerantes contra la altivez que ofende. Pero sobre todo los líderes humildes triunfan porqué escapan de los trastornos de la altura. La humildad no es compatible con la ostentación. No hay nada más mediocre que un directivo ostentoso. La humildad no está reñida con alcanzar grandes resultados, al contrario. Los directivos humildes triunfan y se empeñan en crear organizaciones abiertas. Por qué creen que fuera hay quién puede innovar. Los directivos humildes aprenden y desaprenden. No necesitan demostrar que lo saben todo puesto que todo el mundo sabe que conocen lo más importante.

Conozco enfermeras con alma, que tiene pasado, que tiene HISTORIA y también tiene presente (el hoy) y también un futuro lleno de HISTORIAS que llenan y llenarán la vida. También, las enfermeras tienen historia, tienen un pasado y sin duda, con grandes, grandes profesionales.

Y conozco a enfermeras que trabajan lo emocional para conseguir un equipo con emoción. Las enfermeras tienen necesidades y estados de ánimo y actúan, en algunos momentos, de manera colectiva. La inteligencia emocional de un equipo en el que las enfermeras tienen o deberían tener un papel muy importante, se asienta en las mismas competencias que la inteligencia emocional del individuo. El liderazgo emocional genera «clima emocional», es decir el modo en que se siente una enfermera que trabaja en un equipo en una determinada organización, como un hospital o un centro de salud. Para avanzar en la mejora de las emociones en el equipo, es importante tener habilidades emocionales, entre las que se incluyen: la conciencia de uno mismo; la capacidad para identificar, expresar y controlar los sentimientos; la habilidad de controlar los impulsos y posponer la gratificación; y la capacidad de manejar las sensaciones de tensión y ansiedad. Muchas de estas habilidades son interpersonales: la capacidad de interpretar adecuadamente los signos emocionales y sociales, la de escuchar, la de resistirse a las influencias negativas, la de asumir la perspectiva de los demás y la de comprender la conducta que resulte más apropiada a una determinada situación.

Y también conozco la importancia de reconocer el trabajo de las enfermeras, porque en todo equipo de profesionales, en un equipo de Salud, todos y todas necesitamos sentir el reconocimiento de lo que sabemos, de nuestro saber y en ese grupo de profesionales, las enfermeras necesitan tener el HUECO necesario que ayude a una #visibilidadenfermera que haga sentir que el papel es muy importante. El reconocimiento junto con ese proyecto compartido y consensuado donde dejo mi HUELLA, conforman la sinergia efectiva, que junto a la sinergia de mantenimiento hacen que un equipo funcione. Es evidente la necesidad de impulsar el COMPROMISO de las enfermeras, con el objetivo de crear un entorno colaborativo en el que se promueva la innovación y la colaboración, existen técnicas para reconocer el trabajo "basadas en la honestidad y la integridad". Para conseguir que las enfermeras se sientan importantes y que se note su presencia en el equipo de salud y de cuidados del paciente y de la comunidad y que por tanto se sientan apreciadas, hay organizaciones que aplican un programa llamado: "atrapar a alguien haciendo algo bien". Consiste en que el/la directivo/a felicite en persona a las enfermeras que realicen una tarea extraordinaria, algo que ocurre todos los días.

Conozco a enfermeras que su autenticidad está a prueba de todo, haciendo cosas como no ocultar su nerviosismo, no temer mostrar sus opiniones, no ocultar su tristeza, no avergonzarle ofrecer cumplidos espontáneamente, expresar enfado de manera directa o sus creencias sin tratar de racionalizarlas, evitar juzgar, reconocer las debilidades de los otros y aceptarlas, mostrarse curiosas y preguntar cuando quieren sabe o pedir ayuda cuando es necesario. Conozco a una enfermera que deja huella, desde un lugar de colaboración y no desde el sometimiento. Para ello, desarrollar los espacios de diálogo y colaboración entre las personas dentro de un sistema determina el tipo de relaciones dentro de una organización y, de esta forma, los resultados que ésta puede alcanzar. Inspirar a partir de la comunicación, las enfermeras sentirán que lo que pasa en la organización tiene que ver con ellas y así, alcanzarán la motivación que necesitan para hacer su trabajo.

También conozco a enfermeras o directivas que con su heroísmo tienen claro que el cambio empieza por uno mismo, que es necesario planearse un a posibilidad de transformar lo que hay, trabajándose el yo conmigo para poder tener un buen yo contigo y junto a ello, un nosotros. Porque se necesitan héroes y heroínas cotidianas que luchen contra la mediocridad y la chapuza. Para ello, es importante tener enfermeras y directivas que practican un heroísmo discreto y cotidiano. Este es el tipo de heroísmo que necesitamos: que contagie valor, dignidad, calidad y compromiso. Enfermeras con heroísmo, de carne y hueso, que nos hagan sentir toda la emoción del mundo, todo su cuidado, toda su profesionalidad, todas sus habilidades, todo su saber, todo su hacer equipo, todo-todo. Ellas son la clave. Y para ello es fundamental, ATREVERSE, osar. Por unas enfermeras atrevidas, que osan, que son el motor del cambio: ENFERMERAS CON HEROÍSMO. Para ello, es básico: coraje y talento.

Y conozco a Pedro Jaén y a Albert Cortés, sé de sus habilidades, de sus características innovadoras, de sus movimientos hacia un liderazgo con H, de sus Lecturas para pensar: de la nube a una nueva realidad en gestión sanitaria, de sus cafés HUGES, de su capacidad para crecer …

Y también "conozco" un texto de un libro, lleno de elementos que vale la pena conocer, como la supervisión enfermera, las habilidades clínicas, la calidad y gestión, las habilidades de comunicación, la gestión de personas, crear ambientes de trabajo, la gestión de conflictos, la motivación y liderazgo, la creatividad y la innovación, el "team building", el gestor coach o la H en gestión,….Y este libro puede servir como manual de gimnasio para conseguir entrenar las habilidades y conseguir transformar las unidades a través de mejorar a las personas.

Conozcámoslo.

Leamos este "ABC de la Gestión Enfermera".

Joan Carles March

1 PRESENTACIÓN

*Para hacer que una lámpara esté siempre encendida,
no debemos de dejar de ponerle aceite".*
Madre Teresa de Calcuta

Cuando se habla de gestión enfermera, en muchas ocasiones surge esa tan oída expresión: "cualquiera sirve como supervisora", y nos encontramos con que la profesionalización de los gestores de enfermería no es tal, y de ello depende el desarrollo, y la visibilización de las miles de enfermeras que se dedican, y se dedicarán, a la gestión.

Hemos de ver que el sistema sanitario como es cada vez es un terreno más exigente, más competitivo, vemos avances tecnológicos, de tratamiento, de cuidados que nos sorprenden de manera muy positiva, pero también vemos que el mundo de la salud tiene muchas cosas por mejorar, y de estar mejoras somos responsables en gran parte todos, ya que los avances, el participar y potenciar la evolución es una pieza básica de nuestro rol dentro del sistema.

El gestor sanitario actual ha de ser un líder de su centro, unidad o servicio, entendiéndose LIDERAZGO en mayúsculas, por ello ha de ser ese espejo en que cualquiera de los profesionales de la organización se sientan reflejados, con confianza en sus acciones directivas, motivador y siempre dispuesto a iniciar (o en su defecto escuchar) acciones de mejora que surjan desde los mandos intermedios o cualquiera de los profesionales de su división.

El liderazgo es el conjunto de habilidades directivas que un individuo tiene para influir en la forma de ser o actuar de las personas y/o en un grupo de trabajo determinado, haciendo que este equipo trabaje con entusiasmo hacia el logro de sus metas y objetivos.

No es tarea fácil lograr ser un líder formal de un grupo, aquí es donde tendríamos que ver las diferencias entre líder y jefe, con sus diferentes connotaciones, al jefe se le obedece por obligación, por el mero hecho de ser jefe, y al líder se le sigue por convencimiento personal, el líder convence, motiva y estimula a la consecución de objetivos.

Al líder, el poder se lo da la gente (sus seguidores), mientras que el jefe impone su autoridad; independientemente de las preferencias del grupo que dirige.

Conseguir ser el líder de una organización no es tarea sencilla, ya que ha de saber demostrar a sus subordinados que es líder a base de empatía, convencimiento, saber estar, guía en todo momento, no sin perder de vista su lugar en la organización. Ser líder no está al alcance de cualquiera, ya que para ello se requieren unas características diríamos innatas: carisma, organizador, visionario, comunicador, entusiasta, resolutivo, creativo, organizador, negociador y sobretodo honesto.

Algunas de estas características pueden aprenderse y/o mejorarse, ¿cómo? Pues con formación de calidad orientada a la gestión, ya que todo gestor sanitario debe estar capacitado y acreditado con actividades formativas donde mejorará sin duda, sus actitudes, coaching, role-playing, simulaciones, comunicación… son muchas de las disciplinas donde progresará el gestor, con el objetivo de mejora de sus características en la búsqueda de convertirse en líder.

¿Cómo profesionalizar a los gestores enfermeros?, en nuestra opinión con el trabajo diario, sometiéndose a la evaluación continuada tanto por sus iguales, por sus superiores y también por sus subordinados, no hay nada a temer, un buen gestor superará las dificultades, porqué estará preparado para afrontarlas, una preparación basada en formación, dedicación, búsqueda de mejora personal, intercambio de experiencias, benchmarking, y visión estratégica. La agrupación de profesionales con metas comunes es también una importante línea de mejora con la finalidad de aprender, desarrollar nuevas aptitudes, conocer otras opciones, tener la mente abierta con un objetivo: mejorar la gestión del centro y de sus profesionales.

Hoy tenemos grandes enfermeras en el mundo de la gestión, ocupando puestos de enorme responsabilidad ya no solo en el ámbito asistencial, sino a niveles superiores: consejerías autonómicas, delegados de salud, gerentes…

La profesionalización es un hecho y el liderazgo de algunos de ellos incontestable, motivo de satisfacción por el desarrollo de nuestra profesión y de nuestros gestores, este libro solamente pretende ser un punto de inicio para futuros gestores enfermeros, o para quienes ya están dedicados a la gestión sanitaria puedan ver otras formas de pensar fruto de la experiencia de los autores, que únicamente pretendemos aproximar a los lectores nuestra manera de entender la gestión sanitaria: con proximidad y tratando a las personas como lo que son: personas.

Por ello, en este nuestro segundo libro, después de nuestras *"Lecturas para pensar: de la nube a una nueva realidad en gestión sanitaria"*, queremos ofrecer, siempre desde nuestra humilde visión, que conceptos, bases y valores que debe tener una enfermera dedicada a la gestión.

Albert y Pedro

2 LA SUPERVISIÓN ENFERMERA

"El mejor líder no es necesariamente el que hace grandes cosas.
Él es quien hace que la gente haga grandes cosas."
Ronald Reagan

De todos es sabido que enfermería es el pilar fundamental en cualquier ámbito sanitario, y los hospitales no escapan a esta premisa, sólo hay que ver el dimensionamiento de las plantillas asignadas a las diferentes direcciones de enfermería, para poder darnos cuenta del volumen de profesionales que configuran sus plantillas, se puede evidenciar que aproximadamente el 45% de los profesionales de los centros sanitarios son enfermeras, si hacemos una extrapolación sencilla, podemos obtener la conclusión que enfermería ha de tener un peso específico importante en el contexto de la gestión sanitaria.

La gestión de un centro sanitario debe ser ejercida por quienes conocen los pormenores de la asistencia, así como la complejidad de los cuidados y todas la implicaciones sociales y familiares, es preciso que en los comités de dirección exista representación enfermera, para garantizar que el rol enfermero interviene en las decisiones del centro.

Durante épocas ha existido la controversia de la pertinencia o no de la inclusión de las direcciones de enfermería, en los comités de dirección, incluso hubo centros en que enfermería dependía de la dirección médica, siendo el papel de los gestores enfermeros secundario, supeditado a las órdenes médicas, impidiendo el desarrollo pleno de la enfermería tanto como profesión, como en el ámbito gestor.

La organización de un servicio de enfermería consiste en preparar todos los recursos (humanos, materiales, de estructura, etc.) que los planes establecidos exigen para la consecución de los objetivos, para definir las estructuras necesarias, las relaciones y los procedimientos de actuación. No solo consiste en calcular plantillas, su adecuación a las tareas y perfiles de los pacientes, determinar el sistema de organización de cuidados (Gestión de casos, etc.) y de gestión organizativa (Gestión Clínica por ejemplo), sino también en establecer y estandarizar aquellas tareas enfermeras que precisan ser protocolizadas.

En cuanto a la provisión de cuidados, se tendrá en cuenta la cualificación, la destreza, la cantidad de personal y de recursos orientado a asegurar la asistencia de calidad, procurando un ambiente seguro para el paciente y equipo de trabajo.

El departamento de enfermería debe contar con una documentación de cuidados y registros de enfermería. Esta será adecuada, concreta y dirigida a las necesidades del paciente/cliente. La documentación que forma parte de la historia del paciente debe utilizarse también como seguimiento de los cuidados. Es preferible tener pocos documentos, de fácil cumplimentación y bien utilizados, donde reflejemos todas las actuaciones con objetividad, antes que muchos documentos de compleja utilidad.

La práctica de enfermería es dinámica y evoluciona con rapidez ante nuevas necesidades sociales y avances científicos, luego su organización debe ser evaluada periódicamente, también su campo de actuación y directrices.

Si vemos que modelos o estilos de supervisión reconocemos en nuestro entorno, podremos observar que existen diferentes formas de ejercerla, a destacar

Los tipos de Supervisión son una combinación de diferentes tareas y conductas de relación utilizadas para influir en los demás, con el fin de lograr metas. Entre los tipos de supervisión que se pueden aplicar, se describen los siguientes:

- Democrática
- Liberal
- Autocrática
- Integrante

TIPOS DE SUPERVISIÓN

Supervisión Democrática o Participativa

Consulta a sus subordinados respecto a acciones o decisiones probables y alienta a su participación. Este tipo de supervisión va desde la persona que no emprende ninguna acción sin la participación de sus subordinados hasta aquella otra que toma decisiones por si sola.

Supervisión Liberal o de Rienda Suelta

Hace uso reducido del poder, concede a sus subordinados alto grado de independencia en sus operaciones. Este tipo de supervisión depende en gran medida de los subordinados para el establecimiento de metas.

Supervisión Autocrática

Impone y espera cumplimiento, es dogmatico, conduce por medio de la capacidad de retener u otorgar premios y castigos.

Supervisión Integrante

Es la supervisión que toma en cuenta factores como los seguidores, la situación está orientada hacia las tareas y las personas, es la más apropiada porque integra todos los estilos de liderazgo.

En supervisión se necesita estar consciente del comportamiento y de la influencia sobre los demás y diferencias individuales de los seguidores, características del grupo, motivación, estructura de tareas, factores ambientales, variables situacionales ajustando así el estilo de acuerdo a aspectos mencionados.

En el día a día es necesario aplicar una mezcla de los estilos anteriores; para ejercer la supervisión según determinado estilo radica en el hecho de elegir el más adecuado, según las circunstancias que se presente.

> *En la práctica diaria está comprobado que cualquiera de estos estilos de dirección por si solo no es garantía de éxito, más bien es fuente de conflicto y descontento de los profesionales y conlleva frustración para el supervisor.*

Si releemos los puntos anteriores, con una visión más moderna e integradora, nos hemos de dar cuenta que el rol del supervisor de enfermería debe cambiar ¿no es cierto?

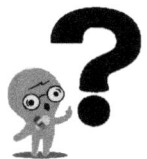

Nos hemos de plantear ¿por qué?

¿Qué roles hay que adoptar para modernizar la gestión enfermera?
¿Es posible hacer algún cambio?
¿De quién depende?
¿Estarías dispuesto a cambiar el rol del mando enfermero?

Vamos a intentar desgranar estas cuestiones, que deberíais haberos planteado con anterioridad, y ver si coincidimos en las mismas.

¿Qué roles hay que adoptar para modernizar la gestión enfermera?

La gestión de enfermería de presente y futuro debe orientarse a la **gestión**

de los cuidados, se ha de ir abandonando de manera progresiva el papel de "jefa de unidad", entendiéndose por ello, lo que todos conocemos como supervisora, es decir, todo lo que se ha descrito en el encabezamiento del capítulo. La supervisora debe ser el líder en la gestión de los cuidados de su unidad.

¿Cómo se conseguirá este primer cambio de rol? para ello se precisa, un enfoque nuevo de gestión que emane directamente de la Dirección de Enfermería del centro, este es un requisito fundamental, que "desde arriba" se modifiquen las actuaciones de todo el equipo gestor. Hay que desarrollar todo un proceso de cambio de gestión de toda la división de enfermería, para poder dotar a todas las supervisoras del marco conceptual adecuado para ello.

Es una labor ardua por parte de la dirección, ya que, por desgracia, existen muchos años de trayectoria establecida en el mundo de la supervisión, y todos sabemos, que habrá supervisoras que serán reacias al cambio ¿no lo veis así?

¿Qué debe hacer la Dirección de Enfermería?

- Liderar el cambio de rol
- Formación
- Seguimiento del mismo
- Coaching
- Evaluación del mismo
- Y llegado el caso, el cambio de profesionales no implicados, o no conformes con el proyecto

El cambio de rol, se ha de entender como un **objetivo estratégico** de la Dirección, con la finalidad de ofrecer unos mejores cuidados al paciente, liderados por la enfermera supervisora.

Quién debe iniciar el proceso de cambio es la Dirección de Enfermería, que en cascada descendente hará que todo su equipo esté informado, formado y convencido del cambio del papel del gestor enfermero.

¿Es posible hacer algún cambio?

Los grandes cambios, siempre han de iniciarse de forma clara, segura y en muchas ocasiones paulatinamente, pero, no deben dilatarse en el tiempo, ya que pueden llevar al fracaso al proyecto en sí.

> *La Dirección es quién ha de marcar los tiempos, establecer los objetivos y evaluar la consecución de los mismos.*

Si queremos que la supervisora lidere la gestión de cuidados, debe ser descargada de otras actividades que le "roban" su tiempo, ya que una de las actividades de más peso en la labor diaria es la gestión de recursos humanos ¿no?

Y como se puede conseguir liberar o disminuir ese tiempo dedicado a la gestión de personal: mediante acciones de planificación estructuradas, soporte de sistemas informáticos de gestión de turnos, presencias y plantilla, dotar de soporte administrativo a las supervisoras que tengan a su cargo un volumen importante de profesionales, crear desde la Dirección unidades de soporte a la gestión que sean las responsables de la planificación de turnos y/o recursos humanos, tener gran interrelación con servicios de soporte, como sería en caso de la gestión de los recursos materiales.

¿De quién depende?

Esta pregunta, está respondida en el desarrollo de los puntos anteriores, la dependencia es clara de la Dirección de Enfermería del centro, que es quién ha de decidir qué modelo de supervisión desea, un modelo clásico, el que conocemos todos, u optar por ser innovadora y centrar el objetivo fundamental en la gestión del paciente.

¿Estarías dispuesto a cambiar el rol del mando enfermero?

Esta pregunta no la podemos responder como autores del libro, ya que es la pregunta clave para vosotros como lectores de este libro. Debéis planteárosla seriamente, y valorar la respuesta, pero lo que si está claro, que del cambio de rol del gestor enfermero ha de depender la calidad de los cuidados que se presten en nuestras unidades. Y hemos de ser garantes de las mismas al 100%.

3 FORMACIÓN Y COMPETENCIAS

"No digo que no sea duro, pero hay otras personas
que harán que tu vida merezca la pena."
Suzanne Collins

¿Qué es la supervisión? ¿Cómo superviso?

Algunas consideraciones previas:

El trabajo de supervisor, especialmente para los nuevos supervisores, puede ser uno de los trabajos más confusos, frustrantes y estresantes en una organización.

Muchas veces, un profesional es promocionado a supervisor, no porque haya demostrado habilidades en la supervisión de personas, sino porque realiza un trabajo de alta calidad que era mucho más técnico en naturaleza que las cualidades necesarias para el liderazgo.

A menudo se accede al cargo sin la capacitación adecuada sobre sus nuevos roles, responsabilidades y formas de dirigir a las personas. Pueden estar acostumbrados a hacer muy bien un trabajo técnico, pero ahora se enfrentan a tareas diversas y desafiantes que nunca antes habían hecho.

A menudo, el supervisor está a cargo de la responsabilidad del equipo y del rendimiento general, pero tiene relativamente poca autoridad directa sin obtener apoyo administrativo.

Los supervisores a menudo se sienten muy solos en sus trabajos. El nuevo supervisor a menudo debe realizar la difícil transición de ser uno de los miembros del equipo a la persona responsable de guiar el trabajo, ofrecer comentarios constructivos e incluso redactar, disciplinar o despedir a un colega o amigo. Esto es especialmente cierto si la promoción se hace sobre equipos donde estaban sus compañeros.

Los supervisores son responsables de satisfacer las necesidades de sus jefes por encima de las de ellos y, sin embargo, ¿hacen lo mismo con los que están debajo de ellos?

Alinear los intereses y recursos de la unidad con los objetivos organizacionales a menudo crea sentimientos contrapuestos.

Los supervisores rara vez tienen suficiente tiempo para monitorizar y medir el progreso de su departamento, y es por eso que dejan de lado comunicar y tener el feedback de los profesionales que deben ser guiados y apoyados por el supervisor.

¿Qué es un supervisor?

La figura del supervisor dentro de una organización es muy importante, muchas veces no se trata solamente de una persona que tiene personas a su cargo sino de un verdadero "motivador", alguien que debe llevar adelante un equipo de personas para cumplir los objetivos de la organización.

El supervisor moderno ha dejado de ser un simple capataz, debe ser el líder del grupo y convertirse en un especialista del comportamiento humano en lo que concierne a la práctica de la habilidad administrativa y de los aspectos técnicos de su cargo.

El enfermero y directivo de la salud debe estar provisto de equilibrio emocional, grado de compromiso, capacidad para el trabajo en equipo, integridad, proactividad, innovación, visión, autodisciplina, audacia y responsabilidad. En definitiva como cualquier profesional o directivo de organizaciones que no sean de la salud.

Los supervisores lideran equipos, administran tareas, resuelven problemas, reportan hacia arriba y hacia abajo de la jerarquía y a nivel horizontal. Uno de los pilares del crecimiento en las organizaciones es tener un buen liderazgo y habilidades de supervisión sobre las personas y los miembros del equipo.

El supervisor es un elemento clave dentro de cualquier organización. Aunque existen diferentes estilos de supervisor, de las que se tratarán en este libro, existen algunas generalidades que todos deben tener, ya que la calidad del trabajo, el rendimiento, la moral y el desarrollo de buenas actitudes por parte de los trabajadores depende de él.

Una de las cosas más importantes para ser un buen supervisor es el desarrollo de actitudes y conocimientos que favorezcan la dirección y la gestión de equipos, ya que los resultados de la organización dependerán del trabajo realizado por éstos.

Son tareas imprescindibles del supervisor dirigir y evaluar el trabajo de todos los trabajadores, a quienes debe conocer uno a uno.

El concepto de supervisor implica una serie de competencias /responsabilidades que no todo el mundo puede o sabe cumplir.

Un supervisor deberá cumplir con las siguientes COMPETENCIAS /RESPONSABILIDADES:

Entendiendo por competencias las capacidades humanas susceptibles de ser medidas y que se necesitan para satisfacer con eficacia los niveles de rendimiento exigidos en el lugar de trabajo.

Las competencias incluyen conocimientos ("saber"), destrezas ("saber hacer"), actitudes ("saber estar"), motivación ("querer hacer") y aptitudes ("poder hacer") que son estables en el tiempo y que se relacionan con el logro de un alto nivel de rendimiento en una responsabilidad profesional determinada.

Conocimiento del Trabajo: Esto implica que deba conocer la tecnología de la función que supervisa, las características de los materiales, la calidad deseada, los costos esperados, los procesos necesarios, etc.

Conocimiento de sus responsabilidades: El supervisor debe conocer las políticas, reglamentos y cultura de la organización, su grado de autoridad, sus relaciones con otros departamentos, las normas de seguridad, producción, calidad, etc. Esta es una de las características del supervisor más importantes.

Habilidad para instruir: Una de las premisas iniciales para saber cómo ser un buen supervisor debe ser la comprensión y la disposición a formar a tus trabajadores. El supervisor necesita formar a su personal para poder obtener resultados óptimos. La comunicación, al igual que las instrucciones que imparte a sus colaboradores, deben ser claras y precisas; la tutoría y la transmisión de sus habilidades técnicas son de gran importancia como supervisor.

Habilidades para mejorar métodos: El supervisor debe aprovechar de la mejor forma posible los recursos humanos, materiales, técnicos y todos los que la organización facilite, siendo crítico de su gestión para que de esta manera se realice de la mejor forma posible, es decir, mejorando continuamente todos los procesos del trabajo.

Habilidades para liderazgo: El supervisor debe ejercer liderazgo con la suficiente confianza y convicción para lograr la credibilidad y la colaboración de su personal. Ser un buen líder es fundamental para un supervisor, es el primer paso hacia la gestión de un equipo. Los miembros de su equipo o los empleados confiarán en su líder para recibir orientación, lo cual es vital para el éxito.

Habilidades de gestión del tiempo: La gestión del tiempo es la semilla para prosperar en cualquier tarea, se implementa en cada lugar de trabajo y para cualquier posición. Como supervisor, debe aprender a administrar su tiempo así como a programar tareas para sus empleados. Por lo tanto, la planificación del tiempo es fundamental para el éxito de cualquier trabajo o proyecto.

Habilidades de comunicación: Sus habilidades comunicativas deben perfeccionarse a medida que ocurren para ayudarlo a entregar el mensaje o la tarea a un empleado de manera adecuada, así como a dar un ejemplo a los miembros del equipo; también mantiene su prestigio como supervisor.

Habilidad de reflexión y juicio: Valorar una determinada situación o decidir sobre una tarea es una habilidad adquirida con experiencia y tiempo, así como con prueba y error.

FUNCIONES DEL SUPERVISOR:

De manera muy general podemos decir que todo supervisor tiene cuatro grandes funciones:

Programar: Se debe proyectar o planificar el trabajo del día, establecer la prioridad y el orden, tomando en cuenta los recursos y el tiempo para hacerlo, de igual forma el grado de efectividad de sus colaboradores, así como la forma de desarrollar dicho trabajo dentro de su departamento. Proyectar en el corto, mediano y largo plazo. es uno de los pilares fundamentales para el éxito de cualquier supervisor.

Dirigir: Esta función comprende la delegación de autoridad y la toma de decisiones, lo que implica que el supervisor debe empezar las buenas relaciones humanas, procurando que sus instrucciones claras, específicas, concisas y completas, sin olvidar el nivel general de habilidades de sus colaboradores.

Desarrollar: Esta función le impone al supervisor la responsabilidad de mejorar constantemente a su personal, desarrollando sus aptitudes en el trabajo, estudiando y analizando métodos de trabajo y elaborando planes de adiestramiento para el personal nuevo y antiguo; así elevará los niveles de eficiencia de sus colaboradores, motivará hacia el trabajo, aumentará la satisfacción laboral, se logrará un trabajo de alta calidad y se podrá conseguir una mayor productividad en la organización.

Controlar: Significa crear conciencia en sus colaboradores para que sea cada uno de ellos los propios controladores de su gestión, actuando luego el supervisor como conciliador de todos los objetivos planteados. Supervisar implica controlar. El supervisor debe evaluar constantemente para detectar en qué grado los planes se están cumpliendo.

Asegúrate de supervisarte a ti mismo primero. No puedes dirigir a otros de manera efectiva, a menos que primero puedas dirigirte a ti mismo de manera efectiva.

- El trabajo puede resultar absorbente. Controla tus horas de trabajo "Balance": No todo ha de ser trabajo, no caigas en una sola dimensión o área. (Enriquece tu vida fuera del trabajo). Nadie en su lecho de muerte dice: "Ojalá hubiera trabajado más duro".

- Puedes sentirte abrumado y estresado. Reconoce tus propios signos de estrés: ¿Irritable? ¿Fatigado? ¿Toma de sustancias? ¿Confuso y frustrado? Etc.

No importa cuánto te felicite tu jefe si tu familia y tu cuerpo están pagando el precio.

- Aprende a delegar: esa es una de las habilidades más importantes para cualquier supervisor. Una delegación efectiva disminuye tu carga de trabajo al tiempo que amplía las oportunidades de aprendizaje entre los miembros del equipo.
- Comunícate tanto como sea razonable: éste es uno de los mejores antídotos contra la soledad y la fatiga. Sé honesto con tus colaboradores sobre cómo te sientes y qué quieres.
- Ten claro qué es importante y qué es urgente. Si cuidas las cosas importantes, las urgentes desaparecen.
- Reconocer los logros puede ser una de las mayores satisfacciones y

motivadores no solo para ti, sino también para las personas que forman parte del equipo.

En definitiva, para ser un buen supervisor dentro de una organización se necesitan actitudes y aptitudes en la dirección, la gestión de equipos de trabajo, la formación, las nuevas metodologías y sobre todo tener claro estos cinco pilares donde sustentarse:

- El Servicio,
- La Calidad,
- Las Personas,
- Los resultados financieros,
- El Crecimiento personal y profesional.

Analiza tus competencias dales un valor del 0 al 10 y anótalas en la tabla en orden descendente.

0	
1	
2	
3	
4	
5	
6	
7	
8	
9	
10	

4 HABILIDADES CLÍNICAS

"El mundo necesita soñadores, el mundo necesita hacedores, pero sobre todo el mundo necesita soñadores que hacen".
Sarah Ban Breathnach

Por gestión clínica nos referimos a la incorporación de los profesionales sanitarios en la gestión de los recursos utilizados en su propia práctica clínica, tal como se expone en el modelo de gestión clínica del Hospital General Universitari de Valencia la Gestión Clínica tiene como objetivo implicar a todos los profesionales sanitarios en los procesos de toma de decisiones y en la gestión de los recursos que utilizan en su práctica clínica diaria, manteniendo los principios de efectividad, eficacia y eficiencia centrada en el paciente, que lleven a una mejor práctica sanitaria.

Para poder implementar una verdadera gestión clínica se debe conseguir un cambio de comportamiento de los profesionales implicados, ya que a partir de ese instante los profesionales ya no únicamente van a realizar asistencia, sino que también van a ser responsables de la planificación, el diseño organizativo y la gestión de la actividad, velando por una calidad óptima, a un coste razonable y con satisfacción tanto para los usuarios como para los profesionales. Los objetivos fundamentales de la gestión clínica son:

- Incrementar la eficiencia del sistema de salud
- Mejorar la utilización de los recursos diagnósticos y terapéuticos
- Dotar a los profesionales de la responsabilidad necesaria para que puedan tomar decisiones en beneficio de los pacientes
- Gestionar la demanda desde criterios éticos, epidemiológicos y científicos.

Es importante tener en cuenta también, como señala Cárdenas, la gestión clínica *más que un modelo de administración de nuestros servicios de salud, implica un verdadero cambio de actitud no solo del personal administrativo sino de todo el personal asistencial, que deberá asumir el liderazgo de las tareas administrativas garantizando el logro de los objetivos de la institución. Para ello tendrá como eje de todas las actividades médicas y administrativas al paciente que acude a solicitar nuestra atención.*

Para implantar una gestión clínica eficaz se pueden implementar diferentes formas organizativas. En el entorno del sector sanitario español las más comunes son las recogidas en la Guía de Gestión Clínica del INSALUD de 2001:

- Las unidades de gestión clínica que están compuestas por una unidad básica asistencial, diagnóstica o de cuidados
- Las áreas clínicas, áreas funcionales o institutos, que son agrupaciones de servicios en una única unidad de gestión. Estas están estructuradas en función de criterios homogéneos de asistencia y se caracterizan porque se orientan a un tipo específico de procesos.

Como señalan Cequier y Ortiga (2015), la estructuración y la transformación de la gestión clínica tiene también como fin la sostenibilidad del sistema sanitario, ya que los profesionales están adoptando continuamente decisiones clínicas que tienen importantes implicaciones económicas. Concretamente, los médicos son los que prescriben, controlan o influyen en casi la totalidad del gasto sanitario. Por tanto, la estructuración se une a otras medidas de sostenibilidad como son el incremento de otras medidas estructurales que incrementen la eficiencia, la productividad y la calidad. De hecho, tal y como subrayan estos autores, es comúnmente aceptado que una mejor organización de los procesos clínicos favorece buenos resultados en salud, y esta mejora depende del liderazgo clínico Potenciar este liderazgo, unido a una descentralización y autonomía reales en los hospitales que hará a dichos los líderes copartícipes en la responsabilidad de administrar los recursos, debería producir una mejora cuantitativa y cualitativa en los resultados asistenciales.

Nivel 1: Gestión médica	La gestión está orientada a los profesionales médicos y los pacientes y tiene por objetivo buscar soluciones a sus necesidades organizativas y asistenciales. Incluye la actualización en conocimientos y la incorporación de la innovación. Su aplicación queda limitada al personal médico. No incluye gestión económica
Nivel 2: Gestión clínica	Incorpora una evaluación del rendimiento asistencial y de los resultados valorando tanto aspectos clínicos como de coste. El ámbito de aplicación se limita al personal médico y de enfermería e incluye ya una gestión económica limitada
Nivel 3: Gestión clínica por procesos	Alcanza un escenario multiespecialista e interdisciplinario, en el que se implanta una gestión basada en procesos asistenciales perfectamente definidos tanto en su estructura como en la asignación de responsabilidades. Su aplicación requiere la participación de todo el personal (médico, enfermería, de apoyo, etc.). La responsabilidad económica se extiende a la administración del presupuesto
Nivel 4: Gestión clínica ejecutiva	La gestión alcanza a toda la unidad clínica, desde una perspectiva tanto asistencial como económica. La responsabilidad se amplía a la gestión completa del presupuesto. Ello introduce el concepto y la asunción del riesgo financiero. El ámbito de aplicación alcanza a todo el personal, con una política de recursos humanos integral y propia

La **Gestión Clínica** implica investigar y mejorar la eficacia y efectividad de los procedimientos diagnósticos y terapéuticos; analizar y optimizar los procesos de atención a los enfermos; y dotarse de la estructura organizativa y de control adecuada

Algunas de las principales actividades básicas de la **Gestión Clínica** son:
- Proceso de toma de decisiones clínicas.
- Mecanismos de Incentivación Individual a los profesionales.
- Variabilidad de la práctica médica y adecuación en la utilización de recursos: unificar criterios.
- Criterios clínicos: Protocolos y Guías de Práctica Clínica.
- Análisis de evaluación económica y del uso de tecnologías sanitarias.
- Calidad Asistencial como base del trabajo.
- Medicina Basada en la Evidencia.
- Agrupar pacientes por patologías específicas.

El proceso de implantación de las Unidades de Gestión Clínica se inicia con las actividades preparatorias, cuyo ámbito de aplicación corresponde al conjunto del hospital y que, por tanto, se llevarán a cabo sólo una vez. Con estas actividades se deberán fijar los objetivos estratégicos del hospital, definiéndolos de forma clara y medible y, sobretodo, fijar qué objetivos se pretenden conseguir con el cambio de organización. Asimismo se debe analizar la situación de partida del hospital y verificar si cumple con los requisitos mínimos para poder iniciar el proceso con garantías. Además, será preciso el definir qué unidades de gestión clínica se deben implementar, valorar la agrupación coherente de patologías en cada una de ellas, efectuar un correcto diseño de la distribución de profesionales y la búsqueda de un liderazgo real y efectivo que será responsable del proceso de implantación y posterior gestión de la unidad de gestión clínica.

Para la implantación, el hospital o centro sanitario se debe plantear la creación de un grupo de trabajo en el que estén representadas todas las partes implicadas en la misma: médicos, enfermería, servicios de soporte (desde farmacia a unidades de diagnóstico,...), recursos humanos, etc. ya que no se debe olvidar que es un proyecto estratégico del centro.

Las unidades de gestión clínica pueden convertirse en uno de los pilares de la aplicación de reformas consideradas como imprescindibles para incrementar la eficiencia y la calidad asistenciales, reformas determinantes de la sostenibilidad del sistema sanitario. Sin embargo, es importante recalcar que en el diseño de un proyecto de una unidad de gestión clínica debe quedar claramente establecido cuál es el nivel de gestión clínica que quiere alcanzarse para poder definir a priori los objetivos, los colectivos profesionales que tienen que participar y las estrategias que deben implantarse.

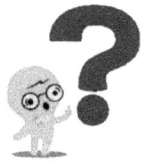

Importancia de la gestión clínica, ¿rol del mando enfermero?

5 CALIDAD Y GESTIÓN

"Solo hay algo peor que formar a tus empleados y que se vayan.
No formales y que se queden".
Henry Ford

Existen muchas definiciones de **calidad**, la más extendida, que es de uso común, considera la calidad como "hacer las cosas correctas y hacerlas correctamente". Esta concepción de la **calidad** tiene numerosas implicaciones. Por ejemplo, implica que alguien debe saber qué es lo correcto en cada situación, y también que debe saber hacerlo de un modo y en un momento tales que los beneficios de hacerlo así y en ese momento superen los riesgos de no hacerlo, de hacer otra cosa, o de hacer eso mismo en otro momento.

Para aproximarse de un modo práctico a las implicaciones derivadas de esta concepción de la calidad, en las distintas ramas de la actividad humana se han desarrollado cuerpos de conocimiento y reglas de aplicación de los mismos, por ejemplo, existen normas para la construcción de edificios, o criterios para que un avión comercial de pasajeros se considere apto para despegar, o se establece el peso de carga máxima de un puente.

Estos conocimientos y reglas se supone que han de ser conocidos y que pueden ser aplicados por profesionales (en los casos citados arquitectos, ingenieros y pilotos de líneas aéreas) a quienes un tercero les reconoce facultados para actuar en este campo por su formación académica y profesional.

Estas normas (reglas) se llaman estándares y funcionan como un objetivo final de calidad máxima que sería deseable alcanzar. Este sería, por ejemplo el caso el caso de las Cinco Estrellas de los hoteles, o las Estrellas de la Guía Michelin para los restaurantes. Además, estas normas permiten tanto a quienes desarrollan la actividad —desde el director al resto de empleados— como a quienes participan en ella, —clientes, proveedores, etc.— establecer una comparación entre el desempeño de la propia organización y el de otras similares. A esto último es a lo que se denomina como criterios de calidad relativos.

En el caso de sistemas complejos, como son los sistemas y los establecimientos de salud, la calidad depende fundamentalmente de las interacciones que se establecen entre quienes forman parte de los mismos y quienes interactúan con ellos. En este tipo de sistemas y establecimientos la calidad depende por tanto:

- De las interacciones que se establecen entre los profesionales de la salud, los pacientes, y sus familiares y allegados, por un lado, y los gestores y administradores sanitarios, por otro.
- De las interacciones que se establecen entre ellos y el marco legal y normativo, las instituciones formadoras, las autoridades de salud y otros campos relacionados con la salud, los proveedores, etc.

Las normas de calidad suelen revisarse de forma periódica. Algunas de ellas funcionan sobre la base del todo o nada, es decir, son condiciones necesarias para que pueda desarrollarse la actividad en cuestión. Esta normas se conocen como 'criterios de calidad absolutos' y se suelen establecer cuando su incumplimiento puede ocasionar daños muy graves a las personas, a las propiedades o, —como se ha incluido más recientemente— al medio ambiente.

Una forma práctica de abordar los problemas de calidad (y probablemente la más extendida aún) consiste en plantearse adecuadamente los problemas cotidianos y tratar de resolverlos cotidianamente; hacerlo de forma ocasional o esporádica probablemente producirá poco efecto. Pero hacerlo de forma sistemática cotidianamente en organizaciones tan complejas como las sanitarias, requiere método, es decir, seguir una serie de pasos identificables y sucesivos.

Identificar, priorizar y resolver problemas.

En cualquier actividad humana se presentan continuamente problemas o situaciones que requieren ser mejoradas, las cuales suelen ser de dos tipos:
a) Problemas o áreas de mejora conocidos y que se consideran no bien resueltos.
b) Problemas que son descubiertos cuando ocurre algún suceso inesperado, o por la publicación de algún estudio.

Para realizar mejoras el primer paso es detectar dichos problemas e identificarlos. Por ello las organizaciones han ido desarrollando diversos procedimientos para detectar e identificar problemas. Los más comunes son:

- Escuchar a quienes entran en contacto con la organización. De este procedimiento, su variante "análisis sistemático de quejas y reclamaciones de los usuarios" es una variante bastante desarrollada en las organizaciones sanitarias.
- Registrar y analizar la actividad y/o sus resultados. Un ejemplo conocido y útil es el de "el análisis de historias clínicas".
- Hacer diagramas de flujos para detectar puntos de riesgo o que requieren una especial atención.
- Elaborar y/o consultar estadísticas e indicadores que cuando adquieren la forma de series temporales permiten tener una idea consistente acerca de la situación y sus tendencias.
- Realizar encuestas específicas, impulsar 'métodos de consenso', como son la lluvia de ideas, la técnica del grupo nominal o el método *Delphi*.

Una vez que los problemas han sido detectados e identificados suele ser conveniente priorizarlos. Para ello se suelen tener en cuenta criterios objetivos como el número de personas afectadas o posibles afectadas, la gravedad del problema, la existencia o no de soluciones, el tipo de éstas (sencillas o complejas, de efecto inmediato o retardado, curativas o paliativas, etc) y/o los costos de las mismas.

También se cuenta con (y se puede hacer uso de) criterios subjetivos como el impacto un problema en los medios de comunicación, la alarma generada por un problema, los efectos de dicho problema sobre el prestigio del establecimiento, la red o el sistema de salud, o sobre los directivos de la misma, o las reacciones de determinados actores.

Por tanto, priorizar un determinado problema de salud en relación a otros no solo un ejercicio técnico o racional, sino que es un ejercicio que incorpora elementos discutibles y que, normalmente, serán discutidos de modo que quien asuma esa decisión ha de estar dispuesto a explicar los motivos, el proceso y las consecuencias esperables de tal decisión.

Una vez se han priorizado los problemas se han de definir estándares. En términos de situación de salud y de atención a la salud algunos de estos estándares son más sencillos de establecer que otros. Definir un estándar implica, como mínimo:

- Alguien que selecciona el proceso o el resultado que conviene "estandarizar".
- Alguien experto que, de acuerdo con la evidencia científica y el contexto organizacional y l lo defina.
- Alguien, que suelen ser los profesionales de la salud y/o los gerentes de establecimientos de salud, que lo difundan y velen porque se tenga en cuenta
- Que los profesionales, pacientes y familiares, y la sociedad en general, lo acepten y lo incorporen a sus planes de trabajo. Este requisito es el uno de los fundamentales.

Estructura, proceso y resultado

Avedis Donabedian, pionero en los estudios de calidad en la investigación de salud y resultados médicos, desarrolló una propuesta conceptual de la calidad basada en tres elementos, a saber, estructura, proceso y resultado. Pese a que han pasado más de 50 años desde su propuesta, este modelo ha demostrado su vigencia. Cada uno de los elementos que propone Donabedian forman un eje organizador de tipos de problemas, indicadores, guías prácticas de evaluación y estándares de medición y desempeño.

Estructura

Se entiende por estructura las edificaciones, los equipamientos, los vehículos, el personal, los medicamentos, los equipos y suministros de cualquier otro tipo, las normas y sistemas organizacionales, y la financiación. Estas estructuras conforman los establecimientos, las redes y los sistemas de salud. Se tratan de elementos concretos, tangibles, que en unos casos pueden ser inventariados y duran largo tiempo, y en otros se consumen rápidamente (fungibles) durante el proceso de atención.

Proceso

Se entiende por proceso todo aquello que se realiza para que los pacientes y familias reciban una atención adecuada. Los procesos de atención son la actividad diferencial de los establecimientos sanitarios y los sistemas de salud, y de ellos depende, en gran medida, la calidad de los mismos. Para Donabedian los procesos influyen mucho más que la estructura en la calidad de la atención. En general, los procesos de atención incluyen una dimensión clínica que es responsabilidad directa de los profesionales de la salud —a la que se ha asociado el concepto de calidad técnica—, y una dimensión no directamente clínica —a la que se ha asociado el concepto de calidad percibida o calidez—. Esta segunda dimensión incluye componentes cualitativos de medición compleja como podrían ser la empatía y la confianza, y normalmente están condicionados por factores personales o culturales. Su importancia se ha ido reconociendo cada vez más, a medida que los pacientes y sus familiares están más informados y se preocupan de la calidad y un mejor servicio sanitario a todos los niveles.

Resultado

Se entiende por resultado la adecuada culminación del proceso de atención al paciente, en el tiempo requerido y con los insumos requeridos. En este caso es importante diferenciar entre resultados intermedios y resultados finales. Los resultados intermedios suelen medirse por tasas de cobertura. Por ejemplo, la tasa de cobertura de la vacuna de la gripe se mide por la evolución de signos y síntomas —en función de la modificación de determinados parámetros analíticos—, por pruebas diseñadas para medir funciones fisiológicas, por la evolución de imágenes radiológicas o microscópicas, etc. Los resultados finales se miden en función de la mortalidad, la morbilidad y la esperanza de vida libre de discapacidad.

El ciclo de mejora

Uno de los ciclos de mejora de uso más extendido es el "Ciclo PDCA (Plan, Do, Check, Act)". Este ciclo se conoce también como 'Círculo de Deming" puesto que fue el Dr. Deming quien hizo uso de este ciclo en el contexto de la mejora en calidad.

Métodos de control de la calidad

Los métodos de control de la calidad son: las auditorías, los círculos de calidad, los comités y comisiones de calidad, los programas de calidad y las medidas de satisfacción de los usuarios.

Auditorías

Las auditorías son evaluaciones externas realizadas por personal especializado, con criterios previamente conocidos por auditores y auditados. Está práctica se popularizó a partir de los años 50 en los hospitales de EEUU. Las auditorías pueden ser voluntarias u obligatorias. Pueden hacerse en los niveles "micro" (por ejemplo, un determinado servicio de un hospital) y "meso" (por ejemplo, un determinado centro - o red de centros - de salud, o un hospital en su conjunto). Pueden tener carácter excepcional, porque ha surgido un problema, o periódico porque forman parte del proceso de acreditación del servicio o unidad. En ciertos casos, sobre todo cuando se trata de una auditoría de realización periódica, pueden ir precedidas por una autoevaluación que realizan el propio centro siguiendo un protocolo o cuestionario previamente enviado por los auditores y cuyos resultados estos conocen antes de visitar la unidad o centro auditado.

Círculos de calidad

Los círculos de calidad son agrupaciones voluntarias que utilizan una metodología común para abordar un determinado tipo de problemas y proponer medidas de mejora. Esta metodología, que nació en la década de 1970 en el contexto de varias grandes empresas japonesas y se extendió luego a otros países, suelen ser utilizada por grupos de profesionales con intereses comunes, como suelen ser las sociedades científicas. Es una metodología flexible y, en general, poco costosa y se ha demostrado bastante eficaz para promover la innovación de productos y de procesos. Para que resulte útil, al menos uno de los miembros del grupo debe tener experiencia previa en este tipo de trabajo.

Comités, Comisiones clínicas y Responsables de calidad

A lo largo de la segunda mitad del siglo XX se fueron organizando comités y comisiones clínicas dedicadas a supervisar el correcto funcionamiento de distintas áreas de la actividad hospitalaria. En su origen la mayoría de ellas surgieron como resultado de la iniciativa de grupos de médicos interesados en mejorar la calidad de dichas actividades y también como reacción a las primeras auditorías externas realizadas por las autoridades o los financiadores. A esta corriente se la llamó "audit médico" y desde un principio enfatizó las ventajas del control por los pares para diferenciarse de las auditorías externas realizadas por personal ajeno al hospital, y que no siempre era médico (o médico de la especialidad auditada).

Con el paso del tiempo, estos comités y comisiones se fueron generando reglamentación la cual, durante los años setenta y ochenta del pasado siglo se fue incorporando a los reglamentos de funcionamiento interno de muchos hospitales. En dichos reglamentos se describía la denominación, composiciones y funciones de estos comités y comisiones, e incluso la frecuencia con que deberían reunirse. A estos comités y comisiones clínicas se les otorgaban funciones asesoras de la dirección del centro y llegó a haber tantos como se pueda imaginar: mortalidad, tejidos, infecciones hospitalarias, antibióticos, tumores, farmacia, documentación clínica, cuidados de enfermería, hemoterapia, investigación, docencia, ensayos clínicos, etc. e incluso algunos de ellos se dividían en subcomités: caídas, úlceras por presión, etc.

En la actualidad se admite que la mejora de la calidad debe ser una preocupación central de los equipos directivos, y de todos y cada uno de los profesionales que trabajan en el hospital o en la red de atención primaria. Para impulsarla suele haber un *responsable* (o, incluso, un equipo o una unidad) *de calidad* a tiempo completo, con suficiente proximidad a la gerencia del centro, cuya misión consiste en coordinar e impulsar las distintas actuaciones y programas.

Programas de calidad

Hoy se considera que la calidad debe ser una preocupación sistemática y constante de quienes trabajan en cada servicio clínico hospitalario o en cada centro de atención primaria y, sobretodo, de aquellos que dirigen dichas unidades. Una buena guía para fomentar la mejora continuada de la calidad en este nivel es la desarrollada por la *Joint Comission* (la organización de referencia en acreditación de calidad sanitaria) para las unidades clínicas hospitalarias y que puede adaptarse con facilidad a los muchos centros sanitarios. Dicha guía se basa en el ciclo de calidad y comprende 10 pasos diferenciados

1. Asignar responsabilidades.
2. Describir el campo de actuación.
3. Identificar puntos críticos.
4. Identificar indicadores.
5. Establecer las metas y los umbrales de tolerancia.
6. Recoger datos (fuentes, métodos, análisis).
7. Discutir, evaluar, recomendar actuaciones.
8. Actuar.
9. Monitorizar resultados.
10. Comunicar y realimentar.

Medidas de satisfacción de los usuarios

La calidad de la atención percibida por el paciente está básicamente determinada por la diferencia entre sus expectativas y la percepción de los resultados que ha obtenido. Si tenemos en cuenta el gran número de actuaciones que se realizan a diario en un hospital o en un centro de salud, el número de quejas y reclamaciones que finalmente se formula resulta proporcionalmente bajo. Sin embargo, esto no debe hacer olvidar que la gran mayoría de las quejas no se acaban de formular por escrito, por lo que los buzones solo recogerán una fracción pequeña del total de quejas. Además, la experiencia demuestra que a medida que los pacientes son más cultos y están mejor informados, mayores son sus niveles de exigencia y, por tanto, más fácilmente se frustran sus expectativas. Por ello medidas como una comunicación adecuada, reducir los tiempos de espera, y brindar un trato personalizado se transforman en una dimensión esencial de la calidad. Los métodos habitualmente utilizados para medir la satisfacción de los usuarios son los buzones de quejas y sugerencias, y las encuestas de satisfacción. Los primeros suelen usarse en el nivel de los establecimientos y servicios y las segundas pueden usarse, además, en el nivel de las redes de servicios.

6 HABILIDADES DE COMUNICACIÓN

"Lo más importante de la comunicación es escuchar lo que se dice"
Peter Drucker

La Comunicación

Es un proceso de integración entre las personas en el cual se expresan sus cualidades psicológicas y en el que se forman y desarrollan sus ideas, representaciones y sentimientos, entre otros.

La Comunicación y la Supervisión

El supervisor, en cada nivel jerárquico, desarrolla su trabajo eficaz y eficientemente basándose en un sistema que integre la Comunicación: Ascendente, Descendente y Horizontal.

Las habilidades comunicativas son indispensables en la empresa. Las relaciones que se dan entre los miembros de una organización se establecen gracias a la comunicación; en esos procesos de intercambio se asignan y se delegan funciones, se establecen compromisos, y se le encuentra sentido a ser parte de ella.

La comunicación interna, así como la labor comunicativa hacia el exterior (clientes, socios...) es fundamental. Del mismo modo, la que se realiza uno a uno, tanto oral como escrita; es imprescindible a la hora de trasladar estrategias, necesidades o todo tipo de ideas entre las personas.

Hoy está teóricamente asumido que la comunicación es una actividad consustancial a la vida de la organización, es *"la red que se teje entre los elementos de una organización y que brinda su característica esencial: la de ser un sistema"* *(Katz y Khan,1986)*, *"el cemento que mantiene unidas las unidades de la organización"* *(Lucas Marin, 1997)*, pero la comunicación no hay que entenderla únicamente como el soporte que sustenta las distintas actividades de la organización sino que es un recurso, un activo que hay que gestionar.

La Naturaleza de la Comunicación

La naturaleza de la comunicación se determina por la potencia individual que tienen las personas para comunicarse unos con otros.

La comunicación tiene dos naturalezas que conforman su esencia: naturaleza individual y naturaleza social. En este sentido, su potencia le permite comunicarse con otro, no consigo mismo.

Importancia de la Comunicación

Es uno de los pilares básicos en los que se apoya cualquier tipo de relación humana

Crucial para superar situaciones delicadas, resolver conflictos, expresar sentimientos, defender nuestros intereses, evitar malas interpretaciones

No es un intercambio de opiniones entre personas, sino un intercambio cuyo propósito es generar acción.

El mensaje o los mensajes se transmiten siempre de la misma manera, basándose en los mismos elementos del proceso los cuales son:

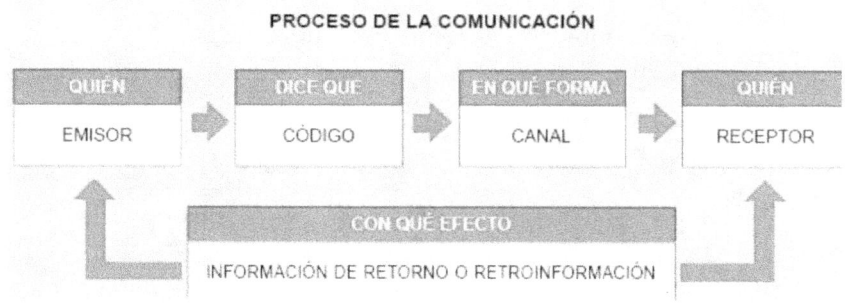

LA COMUNICACIÓN EFECTIVA

Es la comunicación, que a través de buenas habilidades y formas de comunicación, logra el propósito de lo que se quiere transmitir o recibir.

Se puede considerar que una comunicación es efectiva cuando existe coherencia entre el lenguaje corporal y el verbal escogiendo el momento, las palabras y la actitud apropiada.

Dentro de la comunicación efectiva el transmisor y el receptor codifican de manera exitosa el mensaje que se intercambia.

Características de la Comunicación Efectiva

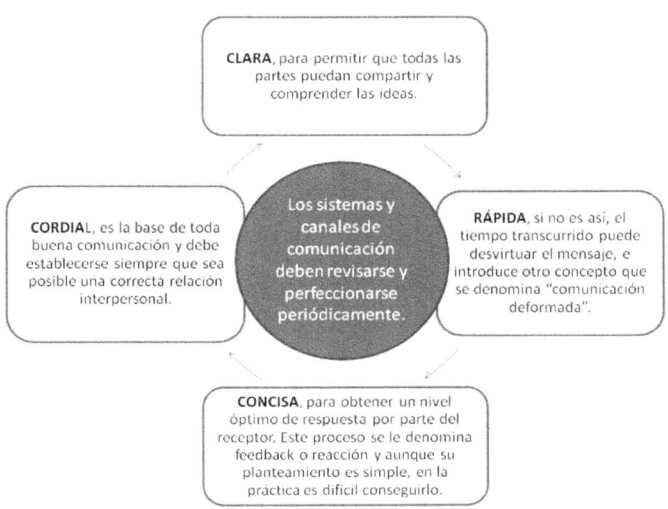

Obstáculos y barreras de la comunicación

Psicológicas:
- Emociones.
- Valores.
- Hábitos de conducta.
- Percepciones.

Físicas:
- Ruidos.

Semántica:
- Símbolos (palabras, imágenes, acciones) con distintos significados.

Otros:
- Interrumpir.
- Cambiar de tema.
- Tangencializaciones.
- No escuchar.
- Interpretaciones.
- Responder a una pregunta con otra pregunta.
- Rotulaciones

Una barrera no es un obstáculo imposible para la comunicación es posible adoptar estrategias para evitar o superar estas.

Estrategias para evitar las barreras de la comunicación

- Enviar mensajes claros, comprensibles, que se adecuen a las posibilidades del receptor.
- Utilizar expresiones que "faciliten" la comunicación y evitar las que la "obstruyen".
- Mantener la congruencia entre el lenguaje verbal y el no verbal.
- Asumir una actitud de empatía con el interlocutor. "Ponerse" en el lugar del otro.

- Escuchar con atención. (Escucha activa).
- Aclarar las diferencias en las percepciones.
- Utilizar la retroalimentación, para verificar la comprensión adecuada.
- Eliminar o evitar los ruidos o interferencias.
- Evitar los prejuicios, tratar de dejarlos a un lado.
- Controlar las emociones que puedan perjudicar las comunicaciones.

LA IMAGEN ES COMUNICACIÓN, EL LENGUAJE CORPORAL

El lenguaje corporal es decisivo para una supervisión efectiva.
El lenguaje corporal transmite el 80% del mensaje,
la voz del 20 al 30% y las palabras el 7%.

Todo comunica:

- Comunicamos con nuestros comportamientos
- Actitudes
- Forma de vestir
- La forma de conducirnos en sociedad
- La forma en cómo miramos a los demás
- La colocación de los muebles en casa y en la oficina

Como hemos dicho la comunicación eficaz depende de la honestidad del que habla, necesita coherencia del lenguaje verbal y no verbal; en la interpretación del significado no verbal interviene la fuerza del:

Lenguaje visual: dirección de la mirada, alteración de la pupila, movimiento de cejas, pestañas.

Lenguaje corporal: gestos, movimientos del cuerpo: postura, posición brazos y piernas, distancias.

Lenguaje de la voz: tono, ritmo, velocidad.

Importancia de la Imagen

Conceptos básicos
- Vestimenta: Cómo te ves.
- Lenguaje corporal: gestualidad, mirada, posición de la cabeza, mirada..., postura, y cómo te presentas.
- Actitud y comportamiento: Cómo piensas y actúas.
- Conversación y lenguaje: Cómo te comunicas y cómo transmites tu mensaje.
- Las primeras impresiones son críticas
- Use un lenguaje corporal positivo
- Asegúrese de que tu perfil en las redes sociales coincida con tu imagen profesional

Una imagen profesional positiva es esencial, debemos cuidar los protocolos establecidos socialmente; debido a que son estos detalles los que nos ayudarán a fortalecer nuestras relaciones humanas, que son básicas el desarrollo personal y profesional de todo ser humano.

APRENDIENDO A ESCUCHAR

Oír y escuchar son comúnmente utilizados como sinónimos, pero en realidad son conceptos distintos, siendo el segundo una virtud que pocos poseen.

Pese a que continuamente son utilizados como sinónimos, oír y escuchar son dos actitudes distintas.

La mayoría de nosotros no tenemos que esforzarnos para oír, a menos que tengamos una deficiencia auditiva. Escuchar, sin embargo, requiere concentración y esfuerzo. Pero oír y escuchar son acciones que están conectadas porque para escuchar primero hay que oír.

Según estudios recientes, es mayor el tiempo que pasamos escuchando, que hablando, y para explicarlo mejor, los investigadores indican que del tiempo total que dedicamos a la comunicación, 22% se emplea en leer y escribir, 23% en hablar y el 55% restante, en escuchar. Lo anterior no quiere decir que estemos más dispuestos a escuchar que a hablar, sino que vivimos más expuestos a estar recibiendo información que a transmitirla.

Factores a tener en cuenta en la Escucha Activa

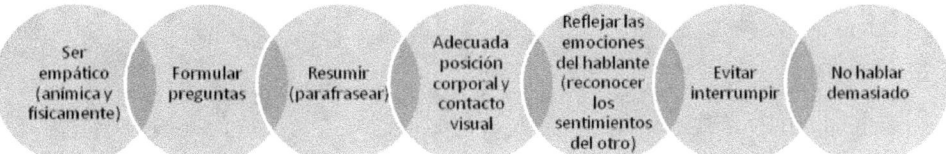

Feedback

La palabra proviene del inglés, y se compone con el verbo to feed, que significa 'alimentar', y back, que traduce en español 'atrás' o 'retorno'. Su traducción puede ser 'realimentación' o 'retroalimentación'. Podemos utilizarla como sinónimo de respuesta o reacción.

En este sentido, el feedback puede ser la reacción, respuesta u opinión que nos da un interlocutor como retorno sobre un asunto determinado:

El feedback es fundamental en el crecimiento profesional o personal de cualquier empleado; le permite mejorar y detectar sus puntos fuertes. Sin embargo, la mayoría de las personas que lideran un equipo no dan suficiente feedback y, cuando lo hacen, no lo transmiten de forma adecuada o se centran demasiado en las cuestiones negativas.

En un proceso comunicativo, como feedback denominamos toda respuesta o reacción relevante que el receptor envía al emisor de un mensaje, y que sirve a este último para:

- Cerciorarse de que el mensaje cumplió su intención comunicativa.
- Para que el emisor pueda variar, reconfigurar o adaptar el mensaje al receptor según la respuesta que vaya obteniendo de este.

Feedback positivo y negativo

Dentro de un sistema, el feedback puede ser tanto positivo como negativo, dependiendo de las consecuencias que tenga dentro de su funcionamiento.

Feedback positivo	Feedback negativo
Dar un feedback positivo significa que los miembros del equipo te escuchan y que lo que dices tiene un efecto positivo sobre ellos. Conseguirlo no es sencillo, porque tienes que contar con la sensibilidad y la personalidad de cada persona.	El feedback negativo es inevitable si se lideran equipos. Hay que ese momento con la delicadeza y empatía necesarias; pensando, además, en qué persona lo va a recibir para crear tu discurso.
Céntrate en el problema, no en la persona	Empieza y termina con algo positivo
Haz que tu feedback sea específico	Piensa bien las palabras que utilizas
Consigue que el feedback sea algo positivo	Sé empático
Empieza con el por qué	Programa tu reunión

Dar un feedback efectivo significa que tus empleados te escuchan y que lo que dices tiene un efecto positivo sobre ellos.

Feedback en Administración de Empresas En las teorías de la administración de empresas, como feedback se denomina la acción de opinar, evaluar y considerar el desempeño de una persona o grupo de personas en la realización de un trabajo o tarea. Como tal, es una acción que revela las fortalezas y debilidades, los puntos positivos y negativos, de la labor realizada con el fin de corregirla, modificarla o mejorarla.

Axiomas de la comunicación

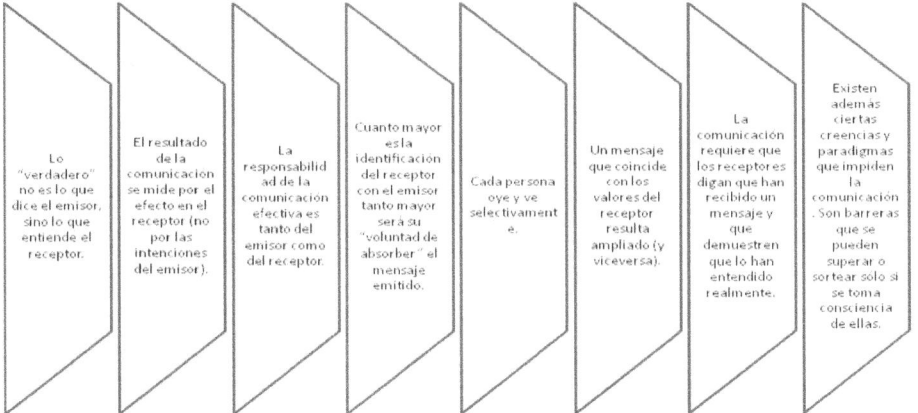

- Lo "verdadero" no es lo que dice el emisor, sino lo que entiende el receptor.
- El resultado de la comunicación se mide por el efecto en el receptor (no por las intenciones del emisor).
- La responsabilidad de la comunicación efectiva es tanto del emisor como del receptor.
- Cuanto mayor es la identificación del receptor con el emisor tanto mayor será su "voluntad de absorber" el mensaje emitido.
- Cada persona oye y ve selectivamente.
- Un mensaje que coincide con los valores del receptor resulta ampliado (y viceversa).
- La comunicación requiere que los receptores digan que han recibido un mensaje y que demuestren que lo han entendido realmente.
- Existen además ciertas creencias y paradigmas que impiden la comunicación. Son barreras que se pueden superar o sortear sólo si se toma consciencia de ellas.

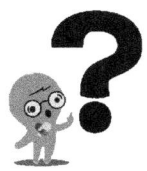

¿Cómo harías una crítica siguiendo los pasos para dar feedback?

¿Cómo puedes aplicar la comunicación asertiva en tu vida profesional?

¿Qué mejorarías en la comunicación de tu organización?

7 GESTIÓN DE PERSONAS

Un líder es mejor cuando la gente apenas sabe que existe.
Cuando su trabajo esté hecho, su objetivo cumplido, ellos dirán:
nosotros mismos lo hicimos."
Lao-Tse

Cuando hablamos de **gestión de personas**, debemos observar algunos puntos: como todos los ramos empresariales, el mercado de salud está pasando por una gran mutación, sea por parte de los pacientes-clientes que están más conscientes de sus derechos y tienen mayor poder de argumentación con quien lo está atendiendo, como por parte de los profesionales del área que están buscando más conocimiento, tanto sobre la parte asistencial, como con la parte gerencial propiamente dicha.

Al analizar estas mudanzas en el mercado, los gestores pueden adecuar su cuadro de empleados, para obtener un mejor desempeño de cada uno y así obtener un mejor retorno en la inversión que hace, en capacitaciones y desarrollo de los profesionales que actúan directa o indirectamente con los clientes.

Hoy, los profesionales de salud quieren trabajar en instituciones que valoricen su potencial, de esa manera, con los cambios que ocurren constantemente es imprescindible que se actualice también la forma de cómo relacionarse con las personas en el ambiente de trabajo.

En los procesos de selección se consigue identificar a los profesionales que la institución desea para ocupar determinado cargo, ya sea por su experiencia o por la formación que buscó este profesional. Sin embargo existen muchos casos de profesionales que cuando ya no están satisfechos con el cargo o la función que ejercen dentro de la institución de salud, buscan especializarse con cursos, post graduaciones e inclusive haciendo una nueva facultad, con la esperanza de tener una oportunidad.

Lamentablemente los hospitales no dan esa posibilidad de cambio, pues los procesos internos para cambios de cargo son pocos o en la mayoría de casos no existen.

Esos profesionales acaban frustrados, pues no son reconocidos por sus superiores. De esa manera, muchos acaban haciendo solo lo necesario en su función, porque están desmotivados y buscan una nueva oportunidad fuera de la institución.

Hoy en día, el líder en salud debe observar y empeñarse en la transformación y el aprovechamiento de los conocimientos, habilidades y aptitudes de las personas, para poder hacer una buena gestión por competencias, aprovechando lo mejor de cada profesional.

De la misma forma, la mayoría de las instituciones que invierten en capacitaciones de sus empleados, se olvidan de administrar su carrera, dejando de incentivar el crecimiento profesional y perdiendo, de esta manera los denominados talentos, hacia los competidores.

No nos debemos olvidar que la principal función de los gestores es liderar, motivar, incentivar, dar oportunidad, para que sus empleados se desarrollen, sean creativos, proactivos, decisivos, en el desempeño de la organización, aumentando así su compromiso.

Para eso, las organizaciones de salud deben hacer un plan de gestión de personas con bases en los siguientes puntos fundamentales:

1. Reconocer la importancia del papel de cada individuo en la efectividad organizacional;
2. Establecer alianzas en los equipos de trabajo;
3. Atraer y retener los talentos, con sus competencias individuales, que estén alineadas con el objetivo de la organización;
4. Capacitar y desarrollar estas competencias y esos profesionales, para que se cree un vínculo que dure entre ambas partes.

> *Sabiendo realizar la gestión de personas de forma práctica y eficiente, donde el profesional sea reconocido e incentivado a crecer, todos ganan, tanto el profesional, como la institución.*

Cálculo de necesidades y tiempos de enfermería.

La previsión de los recursos humanos de enfermería, en el sistema sanitario, debe hacerse con agilidad para mantener equilibrio entre la oferta y la demanda.

En los centros de trabajo hay que tener previsto un stock de recursos de enfermería. Es rentable tener un colectivo de profesionales bien entrenados y cualificados para servicios que requieren un tiempo de prácticas y destrezas muy concreto para la aplicación de cuidados enfermeros.

Para el cálculo de personal, es preciso:
- Realizar una valoración del paciente/cliente estándar de la unidad
- Cuantificar las cargas de trabajo
- Determinar las técnicas diagnósticas y de tratamiento precisas en el servicio
- Determinar y cuantificar por categorías las necesidades de personal para proporcionar una asistencia eficaz y continua a un determinado número de pacientes con una complejidad determinada (pacientes agudos, crónicos, terminales, etc.)

> *Las enfermeras dentro del hospital es el "recurso humano" más numeroso y asegura una prestación de cuidados continua a los pacientes/usuarios.*

En cuanto al coste de personal, supone una media del 75% del coste total del hospital. Al hacer un cálculo de la plantilla, también debe hacerse una valoración de las dependencias del personal para las cargas de trabajo y los tiempos. Es preciso para la gestión del personal de enfermería, valorar la demanda de cuidados y tiempo para cada actividad, para definir cargas de trabajo por periodo de tiempo y días.

Sistema de cargas de trabajo; se puede definir como una herramienta que compila las horas de cuidados requeridas por los pacientes/clientes a partir de un tiempo estándar validado de cada una de las actividades de cuidados que ellos requieren.

Los sistemas de media de cargas de trabajo tienen dos funciones principalmente:
- Recogida de datos en un largo periodo de tiempo (lo que permite establecer tendencias en la variación de las cargas de trabajo).
- La utilización del instrumento de manera cotidiana ayuda a ajustar los equipos en base a la variación en las necesidades de cuidados requeridas por los usuarios.

Recursos Humanos

Por definición dentro de cualquier organigrama sanitario, existe una **Dirección de Recursos Humanos** para todo el centro, que es la encargada de coordinar a todos los profesionales del mismo, en todas las competencias que le facultan:
- Representación de la empresa
- Contratación
- Nóminas
- Gestión del tiempo
- Normativa
- Gestión administrativa: carrera profesional, objetivos, dedicación

exclusiva, incompatibilidades…
- Asesoría jurídica
- Formación
- Prevención de riesgos laborales
- Relaciones con representantes sindicales: juntas de personal, comités de empresa

Pero, de todos es sabido, que a nivel de las Direcciones de Enfermería, también se organizan unidades de Recursos Humanos de Enfermería, ¿por qué?

Basándonos en nuestra experiencia como gestor sanitario / enfermería, hemos llegado a la conclusión que es básico para el buen funcionamiento de los profesionales adscritos a la Dirección de Enfermería y para la propia dirección, el poder gestionar de manera más autónoma a su personal, como se ha visto a lo largo del curso, enfermería es el colectivo más numeroso en cualquier organización sanitaria, un grupo humano que tiene unas connotaciones que le hacen "diferente", y por su atención al paciente directa y continuada todos los días del año, ha de ser gestionado ya no de manera diferente al resto, pero si con cierta autonomía de gestión.

Es por ello que las unidades de **Recursos Humanos de Enfermería**, tienen el rol de administrar a sus profesionales de manera diferenciada en cuanto a:

- Planificación de turnos y horarios
- Contrataciones por medio de la supervisión de guardia
- Creación de perfiles profesionales en virtud de las demandas asistenciales
- Gestión clínica enfermera
- Formación específica para profesionales enfermeros
- Gestión de unidades de enfermería
    - Acuerdos de gestión
    - Carrera Profesional
    - Dirección por objetivos
    - Evaluación de profesionales

Todo ello, no quiere decir que estas unidades no sigan las directrices del centro o del servicio de salud al que pertenecen, pero si, actúan de una manera diferenciada del mismo, adaptando sus procedimientos a las necesidades de la gestión enfermera del centro.

Para ello debe existir una **relación fluida** entre direcciones: Recursos Humanos y Enfermería, y definirse unos flujos de información claros sobre las competencias que ha de asumir enfermería, dotándose de sistemas de información acordes a estas necesidades. Como por ejemplo, en el caso de la gestión del tiempo y turnos de trabajo, se pueden optar al empleo de aplicaciones informáticas de diseño propio o comerciales, que al ser aplicaciones corporativas de gestión son visibles en tiempo real tanto para una dirección como para otra, siendo plenamente trasparentes para los gestores así como los profesionales.

En este caso la **Dirección de Enfermería**, puede asignar los patrones y turnos de trabajo a sus profesionales, adaptándolos a los requisitos de todas las unidades, con las peculiaridades propias de cada una de ellas, cargas de trabajo, flujo de pacientes, rotaciones de personal, ausencias y absentismo, siempre cumpliendo las normas establecidas en los convenios y jornadas anuales, pero con la libertad de poder gestionar las unidades de enfermería de la mejor manera posible con la finalidad de lograr los objetivos previstos en calidad y cuidados.

También al ser una aplicación transversal desde Recursos Humanos se puede "controlar" los horarios de los profesionales, el cumplimiento de jornadas de trabajo, y hacer frente a la gestión de nóminas e incapacidades laborales que puedan surgir, ya que de manera "online" disponen de toda la información para ello.

¿Recursos humanos o gestión de personas?

¿Planificar día a día o planificar a más largo plazo?

8 SISTEMAS DE INFORMACIÓN Y RECURSOS MATERIALES

*"Nunca trates de enseñar a un cerdo a cantar.
Perderás tu tiempo y fastidiarás al cerdo."*
George Bernard Shaw

Los profesionales son considerados como la clave de la organización, la pieza fundamental de la mejora. Esa mejora puede pasar a través de la adquisición de nuevas capacidades o perfeccionamiento de las existentes o adaptando las existentes a los clientes. Ahora bien, en un entorno donde la tecnología está hoy al alcance de todas las empresas, no se puede continuar midiendo los resultados por acontecimientos que pasaron. Ni siquiera medir las inversiones (típico de empresas privadas) deja de ser pasado porque medir capacidad no es equivalente a medir aquello que se dice que es fundamental para la empresa. Medir –evaluar- procesos obliga a definir lo prioritario sobre lo accesorio. Accesibilidad, resolutividad –solucionamos o no el problema del cliente-, ¿su petición es atendida?, ¿cuántas veces necesita contactar con la organización para tener una respuesta? y continuidad (¿cómo se relaciona con otras partes de la organización?)

La inversión más valiosa está en los procesos (personas), tecnología e innovación (personas). Hay que medir aquello que ayude a descifrar el futuro. El mero ejercicio de preguntarse por los escenarios posibles, con datos (inductores), ayuda a entender mucho el presente. Serán aquellos indicadores o datos que se revelen como auténticos inductores de valor para obtener mejores resultados (valorados como efectividad clínica, satisfacción de los clientes, de las personas en la organización) a largo y medio plazo.

Aquellos que nos revelan procesos, clientes, perspectivas de aprendizaje y crecimiento. Es fácil de entender; si la encuesta a la población de su nivel de satisfacción con la sanidad pública fuera descendente a día de hoy, no podrá sorprender que en el futuro exista una parte de la población que exija la posibilidad de elegir el tipo de aseguramiento. Si además, el crecimiento del doble aseguramiento supera las tasas de cualquier otra área de negocio de las aseguradoras, es evidente que no es difícil de imaginar el futuro para una sanidad pública con una valoración decreciente.

Los cuadros de mandos integrales tienen que tener inductores claros que permitan prever, ver con anticipación. Es fácil de entender otra vez, basta con preguntar por la adecuación del uso de las técnicas, la variación de la salud respecto a la situación previa, los efectos adversos que se causan en los pacientes, etc.). En suma, el control entendido como una valoración de la implantación de la estrategia, no como un auditoría per se.

Ante los recursos escasos, sobre todo el tiempo, hay que tener bien claro a qué prestar atención. Si hay una estrategia establecida, obliga a dirigir esa estrategia, no que la estrategia vaya por su lado y también obliga a saber dirigir estrategias espontáneas que no son estrategias de adaptación oportunista, que equivalen a no estrategia, se hacen sobre lo que sale, sin una base previa.

El **Cuadro de Mando Integral** se presenta en ocasiones como una herramienta clave. Efectivamente es una herramienta importante para la gestión. Sin embargo, más importante que su existencia es su construcción y su despliegue. Ya es conocido que muchas de las herramientas y estrategias que se implantan en la gestión sanitaria suelen no ser efectivas, y mucho menos eficientes, porque están mal implantadas. Nos encontramos con Planes estratégicos en las estanterías más bonitas, se luce, se enseña, pero nadie lo pone en marcha. Y quizás estemos pensando en que "son gestores" esos que no toman en cuenta sus propias herramientas. Pero, si pensamos en una unidad de enfermería, un servicio o un departamento, no será extraño encontrar también un documento extenso que señala esa estrategia. En todo caso, si no existiera tal documento, debería existir, siquiera para saber dónde estamos y a dónde vamos.

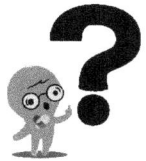

¿Dispones de cuadro de mando integral en tu centro?

¿Sería conveniente desarrollarlo?

¿Aportaría ventajas?

Gestión de la información hospitalaria

Cualquier centro sanitario debe de disponer de unos canales de información adecuados, que faciliten el acceso a la información a todos los profesionales sin distinciones, en pleno siglo XXI, es inaceptable que no pueda disponer de toda la información disponible de manera accesible, sencilla y fácil. El auge de las nuevas tecnologías de la comunicación e información permiten que este objetivo sea más sencillo de cumplir, pero para ello se debe de plantear un objetivo estratégico de la organización, un objetivo que surja desde la Dirección del centro, que muestre la voluntad de trasparencia y objetividad, que en muchas ocasiones, por desgracia, vemos que no es así.

La Dirección de los centros es la máxima responsable de todas las acciones que se realicen en el mismo, y ya no nos referimos a acciones dirigidas a la gestión asistencial, que es un objetivo fundacional de cualquier organización sanitaria, sino hemos de ver más allá, con objetivos de acercamiento a los profesionales que en definitiva son los motores de las instituciones, estos objetivos dirigidos a quienes trabajan en el centro, son los que van a permitir al equipo directivo, ser más accesible, más cercano y por ello van a demostrar su plena voluntad de integrar a los profesionales en el día a día de la organización.

Vamos a suponer el caso de un gran centro hospitalario, de tercer nivel, con todas las especialidades médico-quirúrgicas de alta tecnología, además con el inconveniente de una distribución arquitectónica con diferentes edificios separados entre sí, con centros satélites apartados del núcleo hospitalario central.

¿Cómo se vehiculiza la información en estas circunstancias?

Es complejo llegar a todos los profesionales, con una información actualizada, inmediata y uniforme para todos. ¿Nos hemos planteado esta pregunta en nuestro centro? ¿accedemos a toda la información que se genera en el mismo? ¿Tenemos todos la misma información? o por el contrario la recibimos sesgada, en función de nuestro puesto de trabajo, ya sea por ubicación y/o categoría?

Pensemos un poco, cerrando los ojos y visualizando que sucede en nuestro centro... Nos podemos encontrar con diferentes respuestas: hay centros que si disponen de mecanismos o herramientas de comunicación, donde todos los profesionales son partícipes de manera idéntica de lo que sucede en el centro: desde noticias de prensa del propio centro, desde la creación de nuevas unidades o servicios, de nuevos protocolos o procedimientos implantados, con posibilidad de saber cómo funcionamos y como deseamos funcionar, acceder a la organización básica del centro: objetivos, planes de acción, organigrama y competencias, sólo por citar unas cuantas líneas básicas que todo profesional debe conocer.

Del mismo modo también visualizaremos otras organizaciones donde se desconoce todo lo anteriormente citado, y ninguna de esas informaciones llega al destinatario final, con lo que es muy posible, que al no conocer de primera mano los proyectos, planes, objetivos y acciones de mejora, los resultados finales no sean los esperados por los gestores del mismo. Aquí se podría hablar del efecto motivador de disponer de información, no es lo mismo, ser un mero ejecutor de unas instrucciones que no sabemos de donde surgen y porque, a sentirse implicado en las mismas, debido a conocerlas, poderlas consultar y saberse parte de un proyecto común.

Cualquier centro debe disponer de unas líneas de comunicación ágiles y efectivas entre sus profesionales, y el uso de las nuevas tecnologías han de favorecer este intercambio de información. Planificar, diseñar e implementar una herramienta como es una Intranet corporativa debe ser objetivo estratégico de la Dirección, para poder dotar a todos los profesionales adscritos a la misma de una fuente de información: ágil, actualizada, dinámica y útil.

Los centros sanitarios deberían incluir dentro de sus objetivos mejorar la transmisión de la información a todos sus profesionales y centrándonos en enfermería, puesto que el número de profesionales y sus propios conocimientos merecen una especial atención, sería muy interesante dotar a esta Intranet corporativa de dotar con un recurso propio y exclusivo de enfermería.

¿Qué se pretende con que los profesionales de enfermería dispongan de información propia?

- Optimizar los recursos informáticos disponibles en la organización.
- Mejorar la comunicación interna de los profesionales de enfermería.
- Facilitar y acelerar el acceso a la información.
- Mejorar la productividad, ya que toda la información está a disposición de los profesionales 24 horas al día.
- Optimización de esfuerzos, tiempo y materiales, debido a las configuraciones físicas de los propios centros.
- Favorecer el despliegue de los procesos organizativos y de formación dentro de la organización.

Gestión de recursos materiales

En el año 1991 en el llamado Informe Abril, en el que una de las recomendaciones principales radicaba en la separación de las funciones de autoridad sanitaria, compra de servicios y provisión, que esquemáticamente pudiéramos definir como:

- La **función de autoridad (financiación)** recae en el Ministerio de Sanidad y las comunidades autónomas desde que poseen las transferencias en materia de sanidad, a ellos les corresponderían los aspectos de elaborar el Plan de Salud que oriente todas las acciones sanitarias, determine las prestaciones en función de las prioridades establecidas por el Plan y las disponibilidades financieras y estableciera los recursos económicos para hacer efectivas las prestaciones de una forma equitativa a toda la población.

- La **función de aseguramiento (compra)** recae en los servicios regionales de salud de las comunidades autónomas. Sus actividades más importantes serían las de adecuar la oferta de servicios a las necesidades de cada territorio, establecer los criterios de distribución territorial de presupuestos y objetivos y establecer la política de compra de prestaciones sanitarias con los centros proveedores o de las prestaciones complementarias (transporte sanitario, prótesis, etc.).

- Por último, la **función de provisión** recae en los centros sanitarios con la responsabilidad de ofertar unos servicios de calidad a la población accesibles y satisfactorios; estos centros deben estar dotados de la autonomía e incentivos suficientes para cumplir los objetivos dentro del presupuesto asignado.

Configuración de una unidad de recursos materiales

Una unidad de recursos materiales y logística en un hospital ha de desarrollar las siguientes competencias básicas:

- Unificar los criterios de uso adecuado del material necesario
- Detectar la necesidad de recursos materiales
- Colaborar en el diseño y coordinación de la logística en la dotación de las nuevas unidades o áreas del hospital
- Detectar los materiales y productos defectuosos para su sustitución
- Participar en el despliegue de estrategias para establecer inercias con diferentes ámbitos e instituciones que favorezcan el aprovechamiento de los recursos con que se dispone
- Proponer la incorporación de todos aquellos productos que faciliten

a los profesionales el proporcionar los cuidados con la máxima eficiencia i con el máximo cuidado frente al riesgo de los propios profesionales.

Comisión de recursos materiales de uso sanitario

Los objetivos de la comisión serán:

- Unificar los criterios de uso adecuado del material sanitario
- Disminuir la variabilidad respectando las especifidades de las áreas
- Identificar y proponer el alta de nuevos productos
- Facilitar la toma de decisiones de la Dirección y de los profesionales en asuntos relativos al material de uso sanitario
- Divulgar los materiales de uso sanitario en el Hospital

Dinámica de trabajo

Reuniones de trabajo con una frecuencia mínima mensual. Se podrá adecuar la frecuencia a las necesidades de carácter urgente que lo requieran y se levantará acta de cada sesión, donde se reflejarán tanto los temas tratados como las conclusiones a las que se llegue.

Método de trabajo

- Análisis y evaluación de los materiales.
- Seguimiento y valoración de nuevos productos.
- Recogida y emisión de informes.

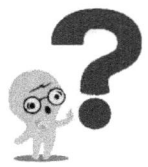

¿Es función de un gestor enfermero liderar una unidad de recursos materiales?

¿Cuáles serían los objetivos de una unidad de recursos materiales?

Los sistemas de información ¿deben tener enfermeras en sus equipos de desarrollo?

9 CREAR AMBIENTES DE TRABAJO

"Escoge un trabajo que te guste, y nunca tendrás que trabajar ni un solo día de tu vida".
Confucio

Clima laboral

En los últimos años, en las organizaciones ha habido un interés progresivo por prestar cuidado al factor humano, es decir a las personas que trabajan en ellas. Se ha adquirido conciencia de que, además de la remuneración, es necesario atender a las necesidades de participación en la toma de decisiones y de generar oportunidades de realización personal.

El clima laboral es el catalizador para la efectividad de los proyectos de cambio estratégicos de las organizaciones y el supervisor es el protagonista de primer contacto con los empleados directos en la creación del ambiente de trabajo

El clima organizacional es una realidad imprescindible en las empresas, que surge de las relaciones existentes entre los diversos subsistemas y que constituye una conexión entre individuos y ambiente. Concretamente son las percepciones compartidas por los miembros de una organización respecto al trabajo, el ambiente físico, las relaciones interpersonales que tienen lugar en torno a él y las diversas regulaciones formales que influyen en los resultados organizacionales.

Se habla de clima cuando se hace referencia a las cualidades, propiedades normalmente permanentes de un entorno laboral, que son percibidas y sentidas por los miembros de la organización y que ejercen influencia sobre su comportamiento en el trabajo.

El clima laboral es una vivencia real ***pero subjetiva*** dependiente de la percepción y los valores de cada individuo.

Los elementos como clima laboral y baja satisfacción en el trabajo se relacionan directamente con la saturación de las personas. Estudios de **Gary Vallen** muestran una estrecha relación entre la saturación del empleado y los altos índices de rotación, absentismo y la baja productividad.

El clima laboral puede llegar a representar entre un 20 % y un 30 por ciento de la productividad de un equipo de trabajo.

Al supervisor, ejecutivo, encargado... entre otras muchas cosas se le paga, básicamente, para que: obtenga, mantenga, retenga y desarrolle adecuadamente un equipo humano, tome o facilite la toma de ciertas decisiones, posibilite y asegure su puesta en práctica, y obtenga o facilite la obtención de determinados resultados.

Con un nivel adecuado de satisfacción e integración laboral de todos y cada uno de los empleados de todos los niveles que estén involucrados en las tareas ejecutadas para el cumplimiento de las metas; así como un aprovechamiento adecuado de las oportunidades de participación, implicación, automotivación, crecimiento y desarrollo integral, construcción de equipos de alto rendimiento, cambio y mejora continua que el desempeño de la tarea ofrece para cada implicado.

Y todo esto cómo se consigue

- El respeto en el trabajo claro y palpable entre todos los miembros de los equipos. Tratando a todos los miembros del equipo de forma empática, sabiendo interesarse por sus

situaciones y ajustando la dinámica de trabajo a cada uno de los casos concretos.
- La tolerancia entre todos los miembros. Fomentando la cooperación entre los compañeros, por encima de la competición, animando a que los distintos equipos y trabajadores sean capaces de apoyarse los unos en los otros para alcanzar metas más complejas.
- Transmitir confianza también es imprescindible. Cuando se da de forma bidireccional, demuestra que existe este clima de respeto en el trabajo al que aspiramos.
- Desde la empresa también hay que trabajar para que los empleados concilien su vida familiar con la laboral
- Para alcanzar los mejores resultados se pueden probar distintas estrategias de flexibilidad en los horarios.
- Nunca hay que olvidarse de mantener los estímulos altos y de supervisar que, no sólo el ambiente de trabajo, sino también el entorno laboral, el espacio físico, sea lo más agradable posible para todas las personas.

Viendo el clima como un conglomerado de actitudes y conductas que caracterizan la vida en la empresa, se desarrolla y origina en las interacciones entre los individuos y el entorno reflejado así en la cultura de la organización.

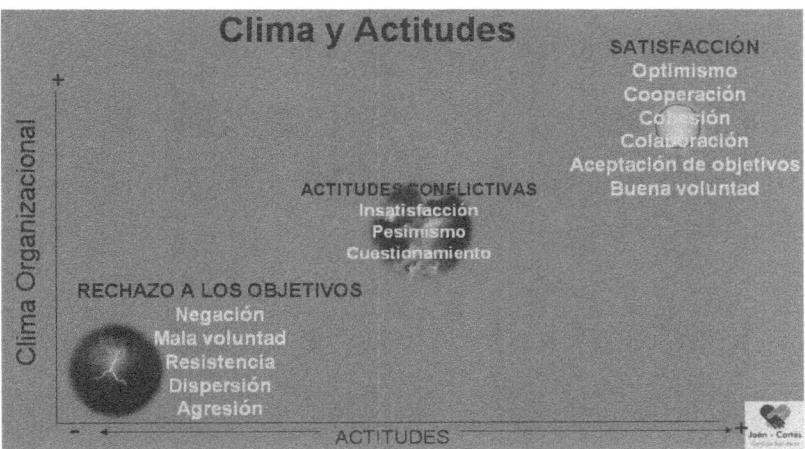

La cultura organizacional es la clave para lograr altos desempeños en los resultados de las empresas y un elemento estratégico para lograr una transformación en la cultura organizacional es el clima laboral orientado al humano. W. M. Juechter recomienda que el verdadero éxito no nace de un sistema de recompensas o un simple entrenamiento, sino de sus raíces en la cultura organizacional y el cambio estratégico en toda la organización.

Circulo Positivo:

Circulo Negativo:

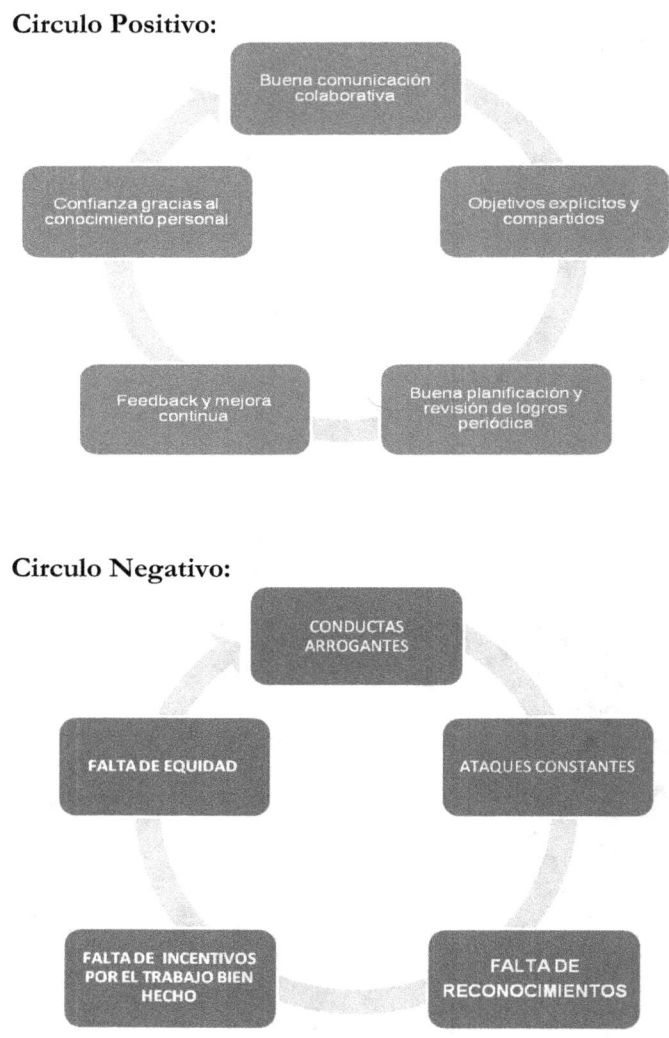

Aparte de los círculos citados hay que trabajar una serie de competencias y puntos básicos para cuidar y favorecer un buen clima laboral, tanto si eres supervisor como supervisado:

- **Genera confianza.** Crear un ambiente de confianza, propicia un clima de respeto y por consecuencia estabilidad laboral.
- **Escuchar** no significa únicamente oír, sino prestar atención y asimilar lo que se oye, muy importante no distraerse en la conversación.
- **Mantén una actitud positiva.** La actitud lo es todo, así estés pasando el peor de los días, tus compañeros de trabajo no tienen la culpa y aunque la tuviera, la actitud con la que tomas las cosas, es clave para avanzar.
- **Fomenta respeto.** Generar un ambiente de armonía en el que la tolerancia sea clave es decisivo para un buen clima laboral.
- **Sé empático.** Todos los trabajadores, incluso el propio supervisor, pueden tener situaciones personales complicadas, el asunto está en comprender su situación y respetar.
- **Da el ejemplo.** Los ejemplos positivos refuerzan comportamientos positivos. Los ejemplos negativos refuerzan comportamientos negativos..
- **No seas sólo un ejemplo en productividad.** Di "buen día" y "gracias", intenta demostrar buen humor, se amable, mantén tu ambiente limpio, cuida tu imagen y transmite tranquilidad.

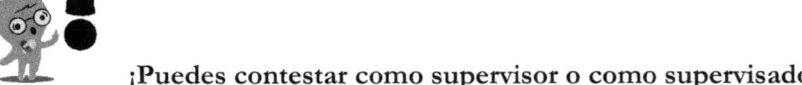

¡Puedes contestar como supervisor o como supervisado!

Tu supervisor te brinda apoyo para superar los obstáculos que se presentan

Tu supervisor escucha tus ideas.

Tus condiciones de trabajo son adecuadas.

Siento que se me reconocen mis logros en el trabajo.

Tu supervisor promueve la capacitación que necesitas en el desempeño de tu rol.

10 GESTIÓN DE CONFLICTOS

> *"La mayoría de personas gastan más tiempo en hablar de los problemas que en afrontarlos".*
> Henry Ford

Había una vez...

Un equipo que tenía cuatro miembros, quienes se llamaban Todo el Mundo, Alguien, Cualquiera y Nadie. Había un trabajo importante por hacer. Todo el Mundo estaba seguro de que Alguien lo haría. Cualquiera podría haberlo hecho, pero al final Nadie lo hizo. Alguien se molestó ante este hecho, pues era un deber de Todo el Mundo. Todos pensaron que Cualquiera podía hacerlo, pero Nadie comprendió que al final Todo el Mundo no lo haría. En conclusión, Todo el Mundo culpó a Alguien cuando Nadie hizo lo que Cualquiera podía haber hecho.

Graham Gibbs, "Learning in Teams" ("Aprendiendo en equipos")

El conflicto forma parte de la vida y de la relación de las personas y de los grupos. Podríamos concluir que conflicto es inherente a la naturaleza humana.

El conflicto nos acompaña permanentemente en nuestra vida laboral.

En la medida que las personas tenemos opiniones, deseos diferentes etc.

Es normal que haya comportamientos diferentes y por lo tanto "choques"

Algunas definiciones:

Como ocurre en otros muchos conceptos, resulta difícil definir el conflicto, ya que:

El conflicto no es un fenómeno estático.

Su naturaleza es profundamente dinámica y procesual.

Su continuidad temporal con conexiones en las experiencias del pasado y proyección hacia el futuro.

"Los conflictos son situaciones en las que dos o más personas entran en oposición o desacuerdo porque sus posiciones, valores, intereses, aspiraciones, deseos o necesidades son incompatibles o al menos, se perciben como tales y en las que las emociones y sentimientos que se producen en los distintos protagonistas juegan un papel muy importante".

El diccionario de la Real Academia de la Lengua Española define **conflicto** como "combate, lucha, pelea" y también como "apuro, situación desgraciada y de difícil salida".

Lucha que ocurre cuando se amenaza el equilibrio entre los sentimientos, ideas, deseos y comportamiento de individuos. Es decir cuando tienen objetivos parcial o totalmente encontrados.

Aquella situación en que una parte de los miembros adopta una postura significativamente distinta del resto de los miembros disminuyendo o anulando la cohesión.

El conflicto ocurre cuando una de las partes en relación nota que la otra parte le ha afectado, le afecta o le puede llegar a afectar.

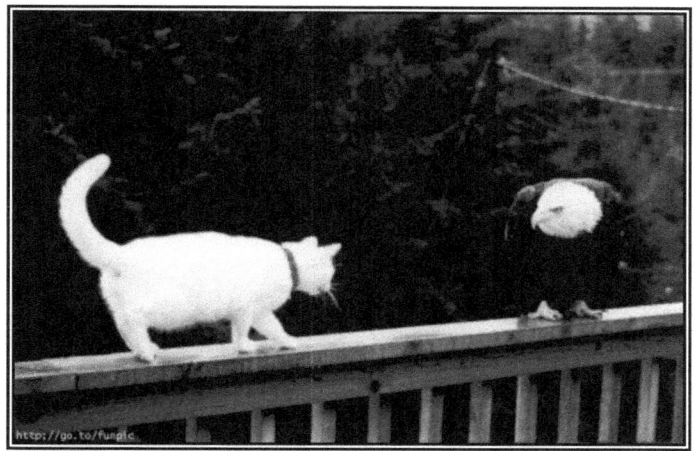

"Aquel estado de tensión que surge entre dos o más partes porque tienen intereses iguales, diferentes u opuestos sobre alguien o sobre algo, a lo que ven difícilmente compatible o compartible con equidad entre ellos".

TIPOS DE CONFLICTOS

Horizontales/Verticales	Conflicto de jerarquía
Conflicto interpersonal	Conflicto entre personas debido a diferencias en sus objetivos o valores
Conflicto intragrupo	Conflicto dentro de un grupo o equipo
Conflicto intergrupo	Conflicto entre dos o más equipos o grupos
Conflicto interorganizacional	Conflicto entre organizaciones
Conflicto de comunicación	Conflicto está en la falta de entendimiento de las partes
Conflicto de relación	Conflicto por falta de sintonía personal

	entre las partes implicadas
Conflicto de necesidades	Conflicto en el momento actual, algo que hace una parte impide que el otro se sienta bien
Conflicto de valores	Conflicto por valores culturales

¿CUÁLES SON LAS FUENTES DE CONFLICTO?

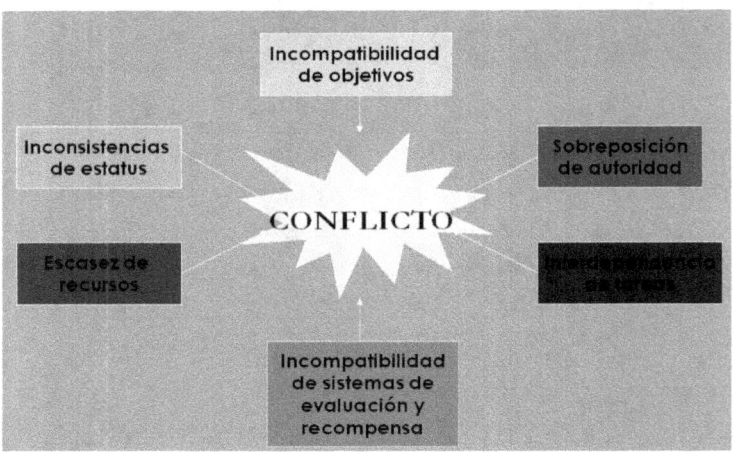

CONDICIONES QUE PROPICIAN LOS CONFLICTOS

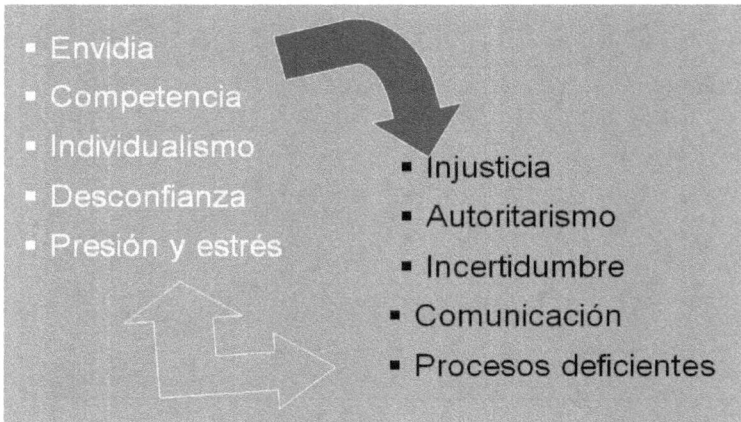

ETAPAS DEL CONFLICTO

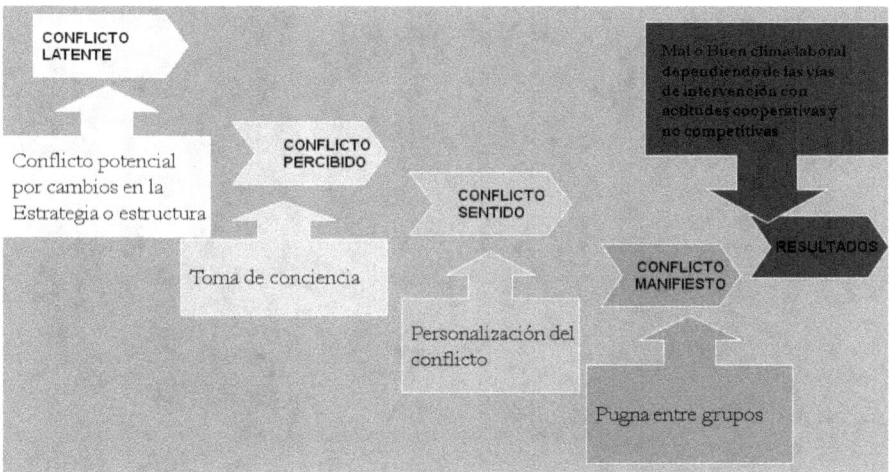

¿CÓMO NACEN LOS CONFLICTOS?

- Por no saber utilizar habilidades sociales.
- Búsqueda del poder.
- Insatisfacción con los estilos de supervisión.
- Pobre liderato.
- Información incompleta.
- Cambio de liderato.

CAUSAS

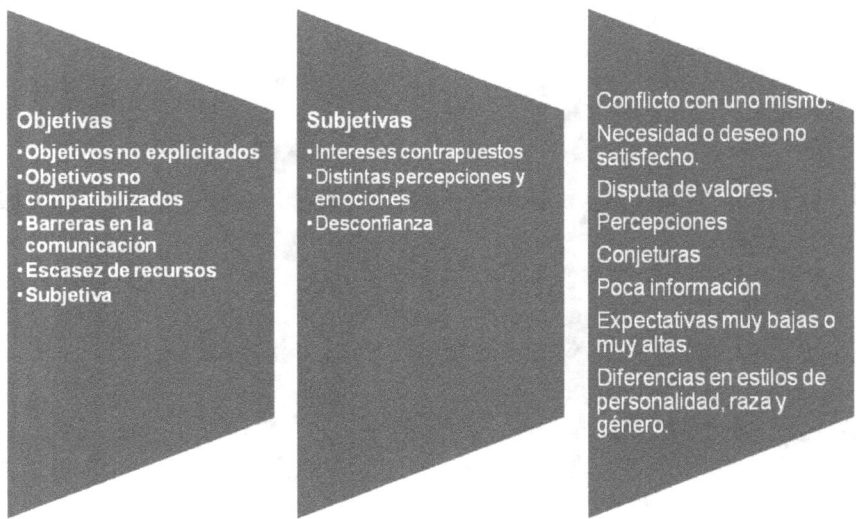

INDICADORES DE CONFLICTO

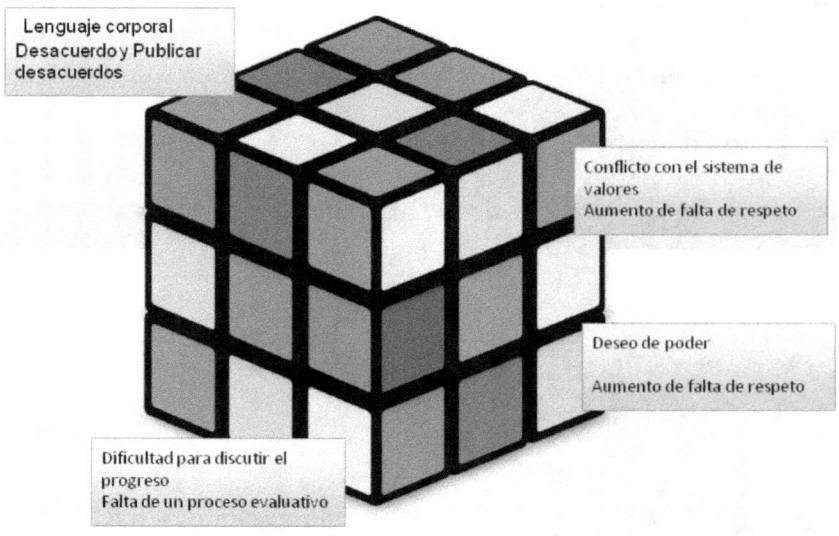

FACTORES DESENCADENANTES DE PROBLEMAS EN EL AMBIENTE DE TRABAJO

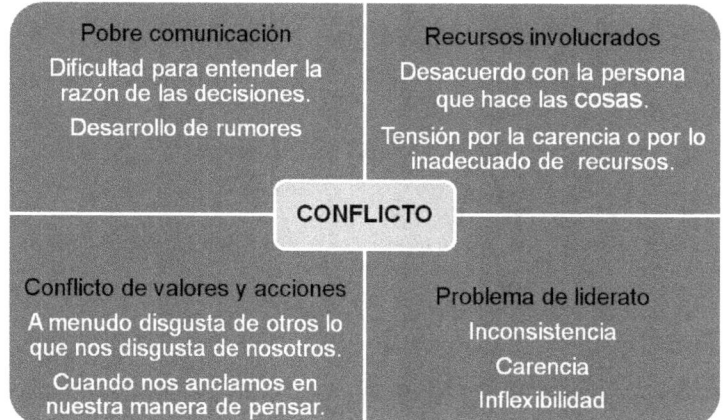

EL CONFLICTO PUEDE SER:

NEGATIVO	POSITIVO
Controla toda la atención.	Aparece en la clarificación de problemas y discrepancias.
Destruye el auto concepto.	Aparece en la solución de problemas.
Divide personas y reduce la cooperación.	Involucra personas para resolver discrepancias.
Aumenta las diferencias.	Causa una comunicación auténtica.
Conduce a un comportamiento destructivo.	Ayuda a liberar emociones, ansiedad y tensiones.
	Desarrolla cooperación y el deseo de aprender de otros.
	Ayuda a desarrollar entendimiento y destrezas.

¿CÓMO RESOLVEMOS UN CONFLICTO?

Tenemos que meternos en la cabeza que...

- El problema no es el conflicto, sino como se gestiona y soluciona.
- Separar persona-proceso-problema,
- Las Persona Involucradas.
- El Proceso (la forma de abordarlo).
- El Problema (las necesidades o intereses antagónicos en disputa).

Normalmente los tres aspectos no se separan, y el estilo de respuesta depende de nosotros. Pudiendo personalizar sin abordar el problema, realizando ataques personales, olvidando cual es el origen que motivo el conflicto.

Hay que intentar separar los tres aspectos intentando ser sensibles con las personas; equitativos y participativos con el proceso y firmes con el problema.

Técnicas para resolver conflicto

Reconocer el conflicto.	Establecer metas.
Establecer comunicación frecuente.	Comunicar las preocupaciones.
No impedir que hayan desacuerdos.	Mantener el EGO fuera de los estilo de manejo.
Mantenerse creativo.	Discutir las diferencias abiertamente.
Fomentar continuamente el uso de las políticas del Departamento.	Proveer información cuando se necesite.
Definir el problema ¿Qué va mal?	Analizar las causas ¿Por qué?
Definir objetivos para actuar ¿Qué queremos conseguir?	Generar Alternativas ¿Qué podemos hacer?
Elegir la alternativa más optima ¿Qué debemos hacer?	Operativizar la solución escogida ¿Cómo lo vamos hacer?
Ponerla en práctica (Hacerlo)	Evaluar ¿Qué tal lo hemos hecho?

ESTILOS DE RESOLUCIÓN DE CONFLICTOS

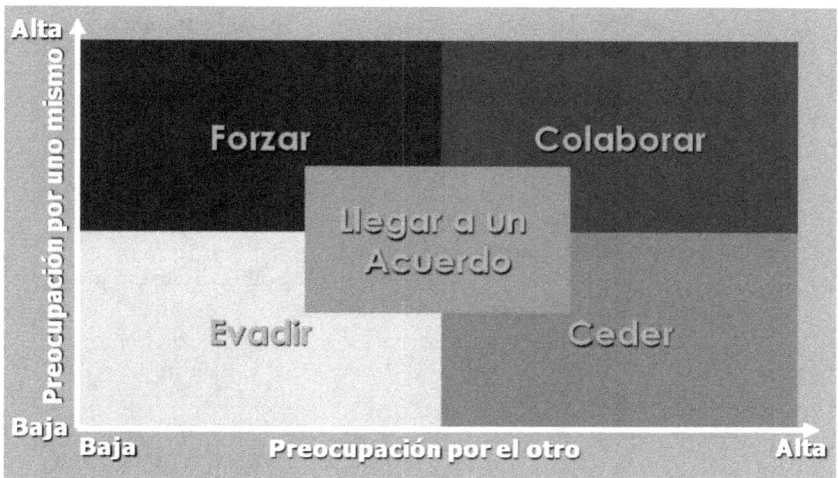

ESTRATEGIAS PARA MINIMIZAR EL CONFLICTO

Revisar constantemente la descripción del trabajo.

Periódicamente reunirse con sus supervisados.

Regularmente realizar informes que incluyan: logros, problemáticas, necesidades, planes, entre otros asuntos.

Realizar formación que atiendan las necesidades del personal

Desarrollo, implementación y seguimiento de políticas y procedimientos.

Regularmente realizar reuniones periódicas para comunicar iniciativas y estatus del programa.

Considerar buzón de sugerencias o algún apartado en la intranet.

Manejo de Conflictos:

MANEJO DE CONFLICTOS CON UNO... MISMO	MANEJO DE CONFLICTOS CON... OTROS
Identificar el conflicto Discuta el/los problemas con una persona de confianza. Identifica que puedes hacer con relación al conflicto y escríbelo. Darnos un periodo de enfriamiento. Pasar a la acción.	Mencione en lo que está de acuerdo y en lo que está en desacuerdo. Trabaje con la discusión, no se focalice en la persona. Si es posible identifique una posible acción. De las gracias a la otra persona por trabajar con usted en el manejo del conflicto. Si la situación continúa, presente la discusión al supervisor o busque a una persona que actúe como mediador/a.

Y con esto ¿es suficiente? No, está claro que si hubiera más profesionales con habilidades en gestión de conflictos, habría un mejor ambiente de trabajo y se gestionaría situaciones de conflicto de manera satisfactoria.

La gestión de los conflictos tiene consecuencias que pueden ser positivas o negativas:

CONSECUENCIAS DE UNA BUENA GESTIÓN DE CONFLICTOS	CONSECUENCIAS DE UNA MALA GESTIÓN DE CONFLICTOS
Aumenta la creatividad de los individuos porque fomenta la búsqueda de soluciones y alternativas.	Deteriora la cooperación y el trabajo en equipo. Se rompe la comunicación y las interacciones. Aumenta la desconfianza entre los

Saca a la superficie los problemas ocultos.	integrantes del grupo. Mala imagen del equipo y de sus miembros.
Se liberan tensiones y se crea un clima de confianza	Disminuye la motivación de los miembros del equipo.
Aumenta la autoestima y el aprendizaje de nuevas habilidades (negociación, creatividad…)	Se fomentan conductas hostiles y agresivas.
	Si el problema transciende puede hacer perder la confianza de los usuarios

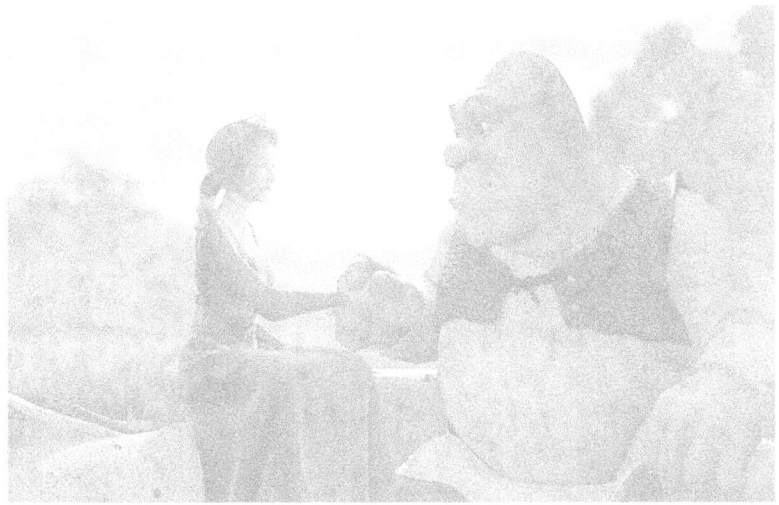

Y siempre, siempre:

ACEPTAR AL OTRO TAL Y COMO ES

11 MOTIVACIÓN Y LIDERAZGO

"Gestión es hacer las cosas bien, liderazgo es hacer las cosas".
Peter Drucker

La motivación y el liderazgo son dos conceptos que están íntimamente relacionados, motivar y liderar han de ir de la mano para conseguir los objetivos que se marcan, y en el entorno de la humanización de la gestión nos han de guiar para lograr equipos cohesionados y de alto rendimiento.

Por definición el **liderazgo** es el conjunto de habilidades gerenciales o directivas que un individuo tiene para influir en la forma de ser o actuar de las personas o en un grupo de trabajo determinado, haciendo que este equipo trabaje con entusiasmo hacia el logro de sus metas y objetivos. También se entiende como la capacidad de tomar la iniciativa, gestionar, convocar, promover, incentivar, motivar y evaluar un proyecto, de forma eficaz y eficiente, sea éste personal, gerencial o institucional.

El liderazgo es premisa imprescindible para la consecución de los objetivos preestablecidos, es la piedra angular donde se ha se asentar cualquier organización, en la búsqueda de liderazgo organizativo, y de conseguir tener líderes a todos los niveles de la misma: desde la parte superior del organigrama hasta en la base del mismo, líder no es sinónimo de jefe, me atrevería a decir que todo lo contrario, ya que tal como he apuntado anteriormente el líder puede (y debe) estar presente en cualquier ámbito del sistema independientemente de su posición o puesto de trabajo.

La existencia de líder (formal o informal) va a ser determinante para la creación de equipos de trabajo, comprometidos con unas metas comunes, y en el caso de la gestión, hay que procurar ejercer el liderazgo de nuestros equipos, y para ello Coleman expone que hay seis estilos de liderazgo:

Liderazgo autoritario. Este estilo se muestra como uno de los menos prácticos, de hecho es un estilo que **destruye la motivación en poco tiempo**. Es un estilo que se debe utilizar en situaciones críticas. Se puede utilizar cuando se pierde el compromiso de su equipo y en la empresa sólo permanecen las personas que no tienen otra salida que quedarse, ya que los profesionales que tienen oportunidad de salir del equipo o la empresa se fugan a otras organizaciones.

Liderazgo democrático. Este líder deja en el equipo la capacidad de decidir. El líder no adquiere una relevancia importante y su actuación no aporta demasiado valor añadido. Este estilo **es recomendable para situaciones poco importantes** en que se pueda delegar prácticamente todo y en las que el líder no quiera actuar. Sin embargo **se espera del líder visión estratégica y determinación** ante las situaciones importantes, por lo que será un estilo a utilizar puntualmente.

Liderazgo afiliativo. Su lema es **"primero las personas"**, lo cual hace de este tipo de líderes que tengan una relación extraordinaria con los demás, que sean cercanos y exista una familiaridad importante con su equipo. Sin embargo, a menudo se olvida de los resultados, lo que hace que su estilo no sea el más eficiente. **Con las personas muy bien, pero con los resultados no tanto.** Este liderazgo es ideal cuando el equipo a dirigir es nuevo para ti, o cuando el equipo ha cambiado y sufrido mucho por algún motivo. Imagina un equipo que ha sufrido una disminución del 50% de sus miembros. ¿Serías autoritario con ellos o ganarías de nuevo su confianza y crearías espíritu de equipo y buen clima? Utiliza este equipo para ganar compromiso, implicación y **conseguir un buen clima en un equipo.**

Liderazgo timonel. Aquí el líder dice que hay que hacer, lo monitoriza y corrige. Su papel al igual que el timonel de un barco es **poner rumbo y mantenerlo.** Es un liderazgo muy efectivo y quizás de los más utilizados. Sin embargo, no es suficientemente efectivo en el desarrollo del talento y potenciación de cualidades personales, así como en inspirar a otros. **A la larga el talento se acaba fugando si este líder no enriquece su estilo con otros más impactantes.**

Liderazgo coaching. El líder coach, es un líder que utiliza habilidades, técnicas y modelos de coaching para sacar lo mejor de su equipo. El **líder-coach** situa al equipo en zona de aprendizaje y hace que el propio equipo e individuos se cuestionen su forma de funcionar, **potenciando la mejora constantemente**. Sin ofrecer demasiadas guías y tutorización, el líder-coach consigue que las personas mejoren por sí mismos.

Liderazgo visionario. Definido como el de mayor impacto. El **líder visionario** consigue gracias a una visión muy inspiradora y a su compromiso con ella que las personas se contagien y sean fieles a ella. El **líder visionario** es ese tipo de persona que mueve a las masas. Tenemos claros ejemplos históricos como Mandela, Gandhi, etc… pero a nivel empresarial no podríamos obviar el liderazgo de personas como Steve Jobs, no quiere decir que no ejercieran otros estilos (el autoritario es muy común en algunos de ellos).

Nos hemos de plantear cuál de estos estilos de liderazgo será el más apropiado para nuestra organización, pues vamos a necesitar de un estudio previo de las condiciones de la misma, analizar el tipo de personal que tenemos en nuestros equipos, su disponibilidad, su implicación, su valía, su formación, las connotaciones propias del servicio, centro e incluso sistema de salud, buscando en todo momento la obtención de la máxima calidad y generar equipo sólido y eficiente. En definitiva hay que establecer nuestro estilo de liderazgo en función de nuestro equipo y de las metas que deseamos lograr.

Hay muchos estudios publicados sobre las características que debe ostentar un líder, pero las más destacadas serían las siguientes: el **carisma** que es la habilidad natural para atraer y seducir personas es muy necesaria en un líder. Un líder con carisma permite ganarse al equipo de trabajo y que estos saquen lo mejor de sí mismos para el beneficio del sistema o del equipo. El carisma le hace único y atractivo para los demás; hay que aprovecharlo. El líder siempre sobresale por encima del resto. Un líder debe ser **organizado y organizador**, debe tener un conocimiento profundo sobre su centro de trabajo, servicio e incluso del sistema de salud, el líder tiene que saber manejar y organizar los recursos que tiene a su disposición.

Deberá tener todo bajo control y estar atento a futuros conflictos que puedan surgir y tener buena capacidad de reacción así como de resolución de problemas. Un líder ha de tener una **visión de futuro**, ya no es únicamente de tener una buena idea sino de que esta sea única y encima poder llevarla a cabo. Todo líder se caracteriza por su visión a largo plazo, por adelantarse a los problemas, por detectar oportunidades que sólo él ve, por estar en constante búsqueda de la perfección y de ir siempre por delante. Las **habilidades de comunicación** son básicas para ejercer el liderazgo, el líder tiene que ser un buen orador para transmitir de manera acertada sus pensamientos con el resto del equipo. Esta habilidad le va a permitir "vender" sus ideas de manera sugerente y persuasiva. Si no se es capaz de hacer comprender el mensaje de forma clara, entonces el mensaje deja de tener sentido; por desgracia en el mundo de la salud, hay profesionales muy válidos que sobresalen en su trabajo pero que no tienen habilidades comunicativas, con lo que su labor no trasciende más allá de quienes trabajan a su alrededor.

El **entusiasmo** del líder debe contagiarse a todo el equipo, debe saber transmitir todo este entusiasmo al resto de personas para que crean en él y que perciban el mensaje del líder como una meta positiva tanto para ellos como para la organización. Tiene que conseguir que todo el equipo le siga y vayan en la misma dirección. Ejercer de líder sin ser **resolutivo** no es ejercer el liderazgo: un líder debe poner solución a los problemas que vayan surgiendo de manera inmediata y efectiva. Toma decisiones, es valiente y no debe tener miedo ante las consecuencias de sus decisiones.

El líder basa su éxito en su capacidad de liderazgo y en el arte de la convicción, pero en ocasiones tiene que saber imponer su autoridad cuando la situación lo requiere, con **disciplina**. Es comprensivo sí, pero no es blando ni se esconde ante los problemas. Debe saber transmitir la exigencia no sólo a su equipo de trabajo sino también a sí mismo, siendo ejemplo para el equipo a modo de espejo donde deben mirarse todos los miembros del mismo.

El líder deber ser **creativo**: todo liderazgo debe proponer soluciones innovadoras. El líder tiene que ser atrevido y poder ver situaciones desde nuevas perspectivas. Un líder creativo es capaz de fomentar ideas novedosas y enfrentarse a los riesgos que estas puedan generar. Ante cualquier acción gestora y la toma de decisiones que ello implica puede, y es habitual, que surjan conflictos, por ello la capacidad de **negociación** es fundamental para enderezar dichos conflictos, negociando con los propios miembros del equipo, la dirección del centro, las organizaciones que representan a los trabajadores y deberá saber vender muy bien sus ideas a través de la persuasión y la convicción ya que presenta sus argumentos de forma que consigue ganarse la atención de la otra parte y por supuesto llevar a su terreno la negociación, con soluciones prácticas, ágiles e integradoras. El ejercicio del liderazgo es un trabajo arduo y complejo que precisa de valores firmes (que trataré en otro capítulo del libro) pero la **honestidad** es básica y debe estar entre estos valores como valor ético que debe estar presente en cualquier persona con liderazgo. Si el equipo detecta esta honestidad, comprenderá que están delante de un líder que no les va a dejar en mitad del camino y tendrá su confianza ganada.

La palabra **motivación** deriva del latín motivus o motus, que significa 'causa del movimiento'. La motivación puede definirse como «el señalamiento o énfasis que se descubre en una persona hacia un determinado medio de satisfacer una necesidad, creando o aumentando con ello el impulso necesario para que ponga en obra ese medio o esa acción, o bien para que deje de hacerlo». Otros autores definen la motivación como «la raíz dinámica del comportamiento»; es decir, «los factores o determinantes internos que incitan a una acción»

Como podemos motivar a nuestros equipos, ejerciendo un liderazgo claro y reconocido por todos los miembros del equipo, y utilizando todas las herramientas disponibles, ya sean conceptos aprendidos, experiencias personales o actividades de "benchmarking", todo suma para conseguir motivar a nuestro equipo y esta motivación va a ser la clave del éxito del mismo y llegar a las metas previstas.

Si insistimos en que nuestras ideas sean escuchadas, mediante un estilo asertivo, podremos retar al equipo a ser partícipe de las líneas de mejora, utilizando frases que inviten a los demás a participar: "Hemos de tener esta conversación", "estoy seguro de que este es el mejor camino", "mi posición me otorga autoridad para…". No es necesario tener poder jerárquico para ello, es muy útil cuando tienes realmente poder formal, cuando hay una crisis o aprieta el tiempo. Sin embargo, cuidado en abusar de él si buscas colaboración o desarrollar el liderazgo en los otros. Las personas se acaban aburriendo de los "súper asertivos" y pueden llegar a boicotearlos, por ir dejando su papel de líder. Se puede optar por un modelo más **racional**, donde se intenta convencer a otros de sus ideas ofreciendo razonamientos lógicos y datos. Utilizando frases del tipo: "Nuestro análisis demuestra que…", "la única solución lógica es…", "los expertos creen", "los números nos dicen…". Es un estilo muy útil cuando se puede tener una discusión lógica o existen datos concluyentes. Aunque no funcionará bien, si hay conflictos emocionales, falta de credibilidad o de evidencias. En caso de utilizar un modelo que tienda **puentes, realice escucha activa, comprenda la posición del otro y construya coaliciones de beneficio mutuo, estarías hablando del denominado estilo conector.** "Creo que entiendo tu problema, ¿cómo puedo ayudarte", "parece que tres de nosotros tenemos una agenda común, veamos cómo podemos juntos conseguirlo", "me ocurrió lo mismo el año pasado, déjame explicarte cómo…". Es un modelo con altas dosis de empatía, **es un estilo muy recomendable para conseguir colaboración o para abordar temas complejos con muchos puntos de vista**. Sin embargo, no es el mejor si hay poco tiempo para tomar decisiones o si no hay un objetivo común. De otra manera podríamos buscar **compromisos y hacer concesiones para alcanzar acuerdos que satisfagan el interés principal**. Se podrá hablar de estilo negociador: "Si tú haces esto, yo haría…", "te apoyaré en la próxima reunión y cuando me toque mi turno, te pido que…", "discutamos esto más tarde cuando todos estemos más calmados". El estilo negociador **es muy útil si no hay una respuesta correcta y existen divergencias de puntos de vista**. Sin embargo, es complicado que funcione cuando no existen intereses comunes o cuando hay diferencias jerárquicas considerables. Cuando se defiende la posición del líder y se anima al resto a encontrar un fin común ilusionante lo definiríamos como estilo **inspirador**: "Si supusiéramos que funciona, qué impacto tendría…", "solo piensa qué resultado podría tener para el futuro si…", "nunca he conocido nadie mejor para esto como tú…". Este estilo requiere tocar emociones y **funciona cuando hay intereses compartidos y se requiere**

energía y optimismo. Sin embargo, es mejor dejarlo no hacer uso del mismo si existe falta de confianza o hay relaciones adversas.

Como aumentar la motivación de nuestros profesionales: **Identificando los objetivos a alcanzar**: en este apartado hay que ser muy claro, no se pueden definir objetivos abstractos, objetivos inalcanzables, éstos deben ser perfectamente conocidos por todo el equipo, indicando claramente qué es lo que se desea lograr.

Saber el **motivo tenemos para alcanzar los objetivos previstos**: poder saber decir donde vamos a llegar va a fomentar el trabajo en equipo, sin duda, visualizaremos juntos donde está la línea de meta: obteniendo así trabajo en equipo efectivo.

Visualizando **nuestras metas**: no hay que dejar nunca de pensar en el objetivo final, ese objetivo por el que estamos trabajando, por el que estamos invirtiendo tiempo y esfuerzos personales y colectivos, nos dará ese impulso que en muchas ocasiones necesitaremos. Y vender adecuadamente **el objetivo**: en cualquier lugar de nuestro trabajo: control de enfermería, despacho… dejemos claro el objetivo final, es buen consejo escribir el objetivo y tenerlo visible en todo momento. Sin prisa, pero sin pausa, ya que todo cuesta, cualquier objetivo tiene un recorrido por hacer, no nos hemos de desesperar y querer llegar a la meta nada más plantearnos el objetivo, hay que ser prudentes y planificar como lo desarrollaremos, la ansiedad es mala consejera, y ello se consigue con **planificación,** pero esta es en muchas ocasiones es la gran ausente cuando pretendemos motivar, todo debe estar previsto: puntos fuertes y puntos débiles, debemos ser capaces de poder corregir cualquier inconveniente que nos surja, como?

Hay que planificar con rigor. Y ya que estamos hablando de la humanización de la gestión, se debe ser agradecido con el equipo: el equipo merece que le premiemos a lo largo del proceso, si las cosas van bien es gracias a todos, y un buen líder será capaz de ello, dar a cada miembro del equipo esa palabra de apoyo necesaria, mostrémonos así, sin avergonzarnos de ello: creemos equipos eficaces de gran rendimiento, porque con el trabajo en equipo se alcanzan los objetivos diseñados, las grandes metas son fruto del trabajo en equipo, no lograremos nada de lo previsto si no somos capaces de que el equipo sea capaz de ello: la responsabilidad colectiva es la clave del éxito, cada uno en su lugar, pero con objetivos comunes, bien diseñados, bien planificados, correctamente llevados a término y con evaluación continua.

> Un *"Equipo de Alto Rendimiento"* es aquel equipo que
> ha alcanzado los objetivos propuestos de una manera excelente
> en términos de eficacia y de eficiencia.

¿Dónde vamos a conseguir un seguimiento al líder más eficiente?, en un liderazgo comprometido con los profesionales y la organización, o en uno que únicamente tenga objetivos organizacionales. La respuesta es clara y basada en experiencias propias, un líder que promueve cambios e iniciativas a sus profesionales, siempre desde una perspectiva humanizadora, va a conseguir mejores resultados que otros líderes, ya que va a contar con el apoyo incondicional de sus seguidores.

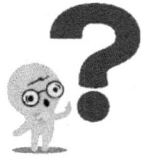

¿Qué pasos seguirías para desarrollar un equipo de alto rendimiento?

¿Es posible liderar un equipo de alto rendimiento?

¿Te ves capaz de llevarlo a cabo?

12 CREATIVIDAD E INNOVACIÓN

"La imaginación es el principio de la creación. Imaginas lo que deseas, persigues lo que imaginas y finalmente, creas lo que persigues".
John Bernard Shaw

La **creatividad** es una capacidad que permite al individuo mejores niveles educativos, de bienestar social y de salud mental. La creatividad no tiene una correlación con personalidad artística, pero si está muy relacionada con prácticas y diseños, en la educación básica y en la media, para que los estudiantes desarrollen el potencial de la creación e innovación, de parte puedan ser un excelente aporte a la humanidad. La gestión de la **Innovación** es la organización y dirección de los recursos tanto humanos como económicos, con el fin de aumentar la creación de nuevos conocimientos, la generación de ideas técnicas que permitan obtener nuevos productos, procesos y servicios o mejorar los ya existentes, y la transferencia de esas mismas ideas a las fases de producción, distribución y uso.

Según la RAE, **innovación** es La innovación es la creación o modificación de un producto, y su introducción en el mercado y **creatividad** es la facultad de crear o capacidad de ceración.

La creatividad y la innovación son herramientas diferentes, pero que trabajan en conjunto para dar como resultado la generación de aquellos cambios dentro de la organización que conlleven una mayor satisfacción a sus clientes.

Por esta razón, es importante que las empresas procuren una filosofía de gestión creativa e innovadora que les permita desarrollarse tanto vertical como horizontal, logrando una cadena de valor altamente competitiva y diferenciadora.

Se entiende por innovación la concepción e implantación de cambios significativos en el producto, el proceso, el marketing o la organización de la empresa con el propósito de mejorar los resultados. Los cambios innovadores se realizan mediante la aplicación de nuevos conocimientos y tecnología que pueden ser desarrollados internamente, en colaboración externa o adquiridos mediante servicios de asesoramiento o por compra de tecnología. Las actividades de innovación incluyen todas las actuaciones científicas, tecnológicas, organizativas, financieras y comerciales que conducen a la innovación. Se consideran tanto las actividades que hayan producido éxito, como las que estén en curso o las realizadas dentro de proyectos cancelados por falta de viabilidad. La innovación implica la utilización de un nuevo conocimiento o de una nueva combinación de conocimientos existentes. La obtención de nuevo conocimiento se realiza mediante una o varias de las actividades señaladas a continuación (Manual de Oslo 1997).

Para innovar con éxito, es necesario encontrar el punto de equilibrio: es necesario activar los mecanismos para la innovación, sin poner en riesgo los elementos básicos del sistema de salud. El famoso equilibrio en el dilema del innovador (Christensen 2000)

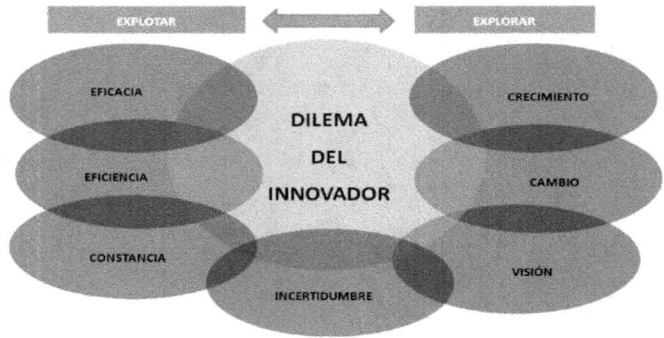

- Eficacia: capacidad de alcanzar el efecto que espera o se desea tras la realización de una acción
- Eficiencia: capacidad para realizar o cumplir adecuadamente una función.
- Constancia: voluntad inquebrantable y continuada en la determinación de hacer una cosa o en el modo de realizarla.
- Crecimiento: aumento de la cantidad, el tamaño, la intensidad o la importancia de una cosa.
- Cambio: como modificación de la apariencia, condición o comportamiento.
- Visión: nos señala un nuevo camino en nuestra institución.
- Incertidumbre: no conocer una consecuencia de manera concreta.

Creatividad y la innovación en el mundo empresarial

Actualmente las empresas han de destacar debido a la competencia existente en el mercado, y aquí es donde interviene la creatividad y el fomento de la misma por parte de las empresas, solo hemos de pensar en las grandes multinacionales: ¿son creativas?, ¿sorprenden con sus acciones, actividades, productos y campañas de publicidad? Pues de eso se trata, ser creativos y por supuesto marcar diferencias. Y estas diferencias harán a las empresas diferenciarse de sus competidores y marcar puntos de inflexión y cambio de tendencia.

Montes (2012) describió unas formas de fomentar o estimular la creatividad empresarial que son: proponer retos, motivar, fomentar una participación activa, dar más autonomía, generar variedad evitando el estancamiento. Y también propone que para practicar la innovación se debe: fomentar la creatividad, erradicar el miedo al fracaso, estar atentos a los cambios del mercado y lanzar nuevos productos, servicios o cambiar procesos.

La creatividad en las empresas es un aspecto clave, sobre todo cuando se están creando importantes cambios y se requiere una mayor competitividad. Hay que saber adaptarse, pero mucho más importante es adaptarse con esta ventaja a mayores, de una forma más flexible e innovadora

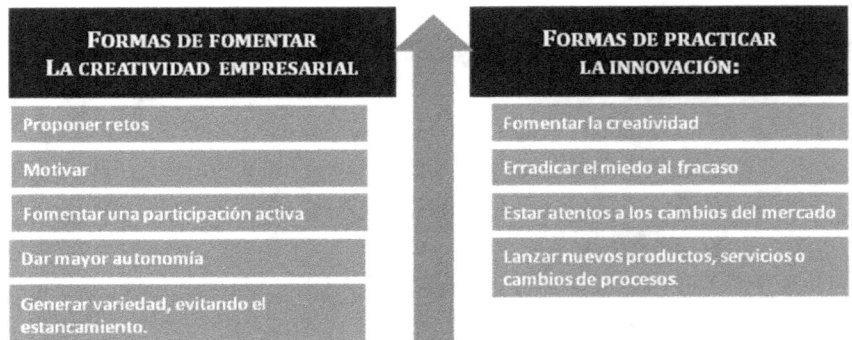

Las personas creativas se automotivan, asumen riesgos, ven conexiones ocultas, investigan nuevas posibilidades, no temen las percepciones de otras personas, se concentran en problemas y nuevos retos, son más perspicaces, se desalientan con mayor dificultad, están dispuestos a aprender. Estos son algunos de los comportamientos de las personas creativas que, si nos fijamos bien, está claro que benefician a las empresas. (Ditkoff 2015)

La creatividad y la innovación no han de depender en exclusiva de los gestores, por ello es fundamental poder promoverla también entre los trabajadores, motivarlos y darles la posibilidad de ser creativos y aportar lo máximo de sí a la empresa. Para ello, la empresa debe crear un buen clima laboral, difundir como valor de la empresa el ser creativo, informar y dejar que se ofrezcan sugerencias, reconocer los esfuerzos en este aspecto y, en definitiva, todo lo que ayude a fomentarla entre los trabajadores.

Muchas empresas, si no la mayoría, han descuidado fomentar que sus trabajadores sean creativos, no saben cómo motivar a sus empleados ni cómo dar paso a la generación de nuevas ideas en beneficio de la empresa. La capacitación para ello y la innovación también es una buena forma de llegar a conseguir fomentar que los empleados sepan ser creativos en la empresa.

Pero para conseguir que todo esto sea posible en beneficio de la empresa, hay que conseguir **se enfoque en los objetivos estratégicos de la empresa**, sin buscar "sólo ideas" sino más bien "ideas para cierto objetivo o con ciertas características". Se buscan nuevas ideas para llegar a los objetivos de la empresa, que creen una ventaja competitiva, por eso es importante la comunicación interna de la empresa como el conocimiento por parte de los trabajadores de los objetivos de la empresa, porque la creatividad no tiene por qué venir sólo desde arriba sino que puede llegar de cualquier parte, y el conocimiento es la mejor manera de llegar a algo.

Innovación en los hospitales y centros sanitarios

Ya hemos visto que la innovación en las empresas es parte importante de sus objetivos, por ello los hospitales se suman a esta corriente innovadora mediante proyectos propios o incluso en asociación con otros centros para implementar sus planes de innovación, como es el ejemplo de 10 hospitales del área de Barcelona que han unido sus esfuerzos con el "Centre per a la Integració de la Medicina i les Tecnologies Innovadors (CIMTI)", lo que va a permitir priorizar la innovación en la salud, maximizar el impacto social en las innovaciones llevadas a cabo, impulsar iniciativas, atraer nuevas inversiones, concentrar recursos y aglutinar conocimiento. Los hospitales son entidades en las que el conocimiento desempeña un papel crucial. Se trata de organizaciones complejas en las que trabajan profesionales altamente cualificados que han de hacer frente a numerosos problemas con una notable repercusión social y económica.

¿Qué líneas de innovación se pueden desarrollar en los centros sanitarios?

Gestión

A nivel organizativo se pueden realizar múltiples actividades de innovación, basadas en que hablar de gestión sanitaria es hablar también de eficiencia y efectividad de las actuaciones de los gestores dentro de escenarios predecibles y estables. Desde nuevas reestructuraciones de plantillas, cambios organizativos, contención del gasto y optimización de recursos, son algunos de los ejemplos donde se puede innovar desde el punto de vista gestor, como pueden ser también la gestión ética y socialmente responsable de las instituciones es también área de mejora clave en la gestión sanitaria: la política de recursos humanos, el compromiso social, las relaciones con los competidores o el buen gobierno corporativo de la institución, la implicación en el cuidado medioambiental, las relaciones con todos los grupos de interés o la implantación de códigos de conducta y políticas de civismo

Clínica

La mayor parte del trabajo de los profesionales de los centros sanitarios tiene la finalidad de mejorar los procedimientos diagnósticos, los tratamientos, la seguridad de los pacientes, ya que la finalidad de los mismos es prestar asistencia a la población, por ello las innovaciones a nivel de clínica tanto médica como quirúrgica son las que trascienden más a nivel profesional y social, por el impacto con pueden tener incluso a nivel de medios de comunicación.

Tecnología sanitaria

Para poder desarrollar sus actividades los centros sanitarios precisan de una tecnología específica y el avance de las mismas hace que se deban implantar procesos de innovación a este nivel, que redundan en mejor atención a los pacientes y de los profesionales del centro, estas tecnologías también se van a exportar al exterior de los centros llegando al resto del sistema aportando las mismas innovaciones.

Trasferencia de know-how

Esta última opción de innovación sanitaria podría ser la suma de todas las anteriores, la trasmisión del conocimiento sin ningún tipo de barreras hacia la sociedad, la industria, los profesionales y otros centros sanitarios, y al final redundan en los usuarios del sistema sanitario.

Estímulo de la innovación

Actualmente hay diferentes centros sanitarios e incluso organizaciones sanitarias que promueven concursos de innovación entre sus profesionales, otorgando unos premios de más o menos cuantía a las mejores ideas innovadoras: es el caso del programa **InnobICS** del **Institut Català de la Salut** que promueve que cualquier profesional sanitario o de gestión del ICS pueda participar desde cualquier lugar. Es decir, en cualquier momento, y de la forma que desee. Se aportan ideas, comentarios, o participan como colaborador en los proyectos de innovación, entre otros. En el caso del **Hospital de Sant Joan de Déu** de Barcelona entienden la innovación de una forma amplia y holística. Lo que les permite ser más que una simple oficina de transferencia y extender el valor de la innovación más allá de la comercialización o la transferencia de los productos que salen del laboratorio. Otro ejemplo es el del **Campus Vall d'Hebron** que apoya la promoción de proyectos que hagan una clara apuesta por la innovación, mediante la iniciativa Jo Innovo para incentivar la innovación entre todos sus profesionales, que pueden presentar anualmente proyectos para mejorar los servicios y la atención a los pacientes. En un entorno con cambios constantes y retos nuevos, es muy positivo recurrir al talento propio para encontrar ideas que mejoren el día a día del centro. Creación de apps, ideas de negocio de alta complejidad o mejoras asistenciales que mejoran el entorno de trabajo; cualquier proyecto y perfil puede participar este proyecto. En Madrid el **Hospital Clínico San Carlos** tiene como objetivo materializar y valorizar la inteligencia de la institución, con el fin de convertir el hospital en un motor de innovación que transforme el conocimiento en valor para el propio centro y para la sociedad.

¿Qué estrategias utilizarías para estimular la innovación en tu equipo de trabajo?

¿Hay creatividad en tu equipo?

¿Cómo la potenciarías?

13 TEAM BUILDING

*"Elijo a una persona perezosa para hacer un trabajo difícil.
Porque una persona perezosa encontrará una manera fácil de hacerlo."*
Bill Gates

Vamos a iniciar este capítulo ¡FELICITANDOTE! ya que imaginamos que si estás leyendo este libro es porque tienes o vas a tener la responsabilidad de crear o mantener un equipo ya existente. ¡Qué desafío!

En un ambiente de creciente descontento y de imprevisibilidad como el de la enfermería, es cada vez más primordial motivar a los equipos, dándoles competencias personales, relacionales, y, sobre todo, fomentar el trabajo en equipo y consecuentemente la productividad.

El Team Building surge como una estrategia eficaz para lograr resultados positivos.

Os dejamos una lista de habilidades de trabajo en equipo para un trabajo en equipo efectivo. Esta lista la pueden usar tanto directivos y como empleados.

- Buenas habilidades de comunicación
- Sin comunicación, no hay un equipo en absoluto. Las buenas habilidades de comunicación son absolutamente cruciales para los buenos equipos y un trabajo en equipo efectivo.

- La escucha activa y el cuidado de los demás

- Las habilidades de escucha ocupan el primer puesto en la lista de habilidades de formación de equipos. Para formar un equipo, debe comprender las necesidades, creencias, preocupaciones y esperanzas de otros miembros del equipo. Esto se puede lograr solo escuchando activamente, incluyendo el cuidado y la atención a todos los miembros.

- Habilidades de trabajo en equipo Habilidades de colaboración

- Colaborar con las personas es una de las tareas más difíciles, pero también es uno de los requisitos más importantes para lograr un trabajo en equipo exitoso. Equipo efectivo significa un gran equipo colaborativo.

- Fomento de la confianza

- Esta es una habilidad absolutamente crítica entre la formación de equipos y las habilidades de líder de equipo. La confianza mantiene un equipo unido. Promueve el soporte y la fiabilidad. No importa si eres un gerente, un líder o un empleado, tienes que estar seguro. Tener confianza significa que pueden confiar en ti y tú confiar en los demás.

- Creatividad, pensamiento creativo e intercambio de ideas

- La creatividad es una característica de todo equipo humano y eficaz. El pensamiento creativo es el factor más importante para el éxito futuro. Cada equipo debe tener un entorno adecuado para el intercambio de ideas. Los miembros tienen que compartir y desarrollar ideas. El intercambio de ideas y la creatividad son habilidades clave para construir equipos.

- Paciencia
    - La calidad de liderazgo más importante es la paciencia, un consejo simple "contar hasta diez" para ser un poco más paciente en la vida. Parece bastante fácil, ¿verdad? crucial también. La paciencia se trata de ser tolerable y comprensivo.

- Apoyo

- No hay equipo sin apoyo. Los miembros del equipo tienen que apoyarse mutuamente y tienen que confiar el uno en el otro. Estos son los principales elementos de construcción de un equipo. Por lo tanto, ser solidario también ocupa un lugar clave en la lista de habilidades de formación de equipos.

- Habilidades de resolución de problemas
  En cada equipo hay problemas. No importa si usted es un gerente o un empleado, tiene que aprender a lidiar con los conflictos de la manera más efectiva.

Orígenes del Team Building

Los comienzos del Team Building y su origen más concreto se remonta a las décadas comprendidas entre 1920 y 1930 cuando William McDougal, psicólogo social y reconocido escritor autor del título "the group mind" detallaba la gran importancia y necesidad para las empresas de formar equipos de trabajo y qué condiciones eran imprescindibles para conseguir que fuesen a su vez equipos "bien avenidos", productivos y con un ambiente óptimo.

¿Qué es Team Building?

El Team Building podría definirse como un conjunto de actividades orientadas a la formación de equipos, un proceso sistemático diseñado para mejorar las relaciones entre los participantes, la cohesión grupal, la resolución de problemas, la toma de decisiones. La resolución de conflictos y otros aspectos que influyen en el rendimiento de un equipo.

Es decir, es un entrenamiento para un grupo de personas, que tiene como objetivo construir equipos altamente eficaces, ya sea en el terreno deportivo, estudiantil, empresarial, militar, entre otros.

La formación de equipos es principalmente el uso de tareas de colaboración para mejorar las relaciones sociales y definir roles en los equipos. De hecho, esto es diferente de la capacitación del equipo, que se enfoca en mejorar la eficiencia del equipo, no en las relaciones interpersonales.

¿Cuál es el propósito del trabajo en equipo?

Al exponer y abordar los problemas interpersonales dentro de los grupos, las habilidades de formación de equipos apuntan a mejorar el rendimiento en entornos basados en equipos.

En general, los ejercicios de formación de equipos logran cuatro objetivos clave:

- *Alinear al equipo en torno a objetivos específicos*
- *Reducir la ambigüedad en relación con los roles de los miembros del equipo*
- *Construir relaciones de trabajo efectivas*
- *Encontrar soluciones a problemas en equipos*

Team Building Ejercicios y Actividades

La construcción de equipos de alto rendimiento, también conocido como Team Building, es una actividad dirigida a fortalecer la relación de las personas con la organización a través de un amplio abanico de prácticas utilizadas en los negocios, empresas, escuelas e, incluso, en clubes deportivos, prácticas diseñadas para mejorar el rendimiento de los grupos de trabajo.

Hay muchos tipos diferentes de actividades de habilidades de trabajo en equipo. Pueden abarcar desde juegos simples que se juegan en la oficina para fomentar la cohesión, hasta días de descanso y retiros corporativos donde se alienta a las personas a trabajar juntas para lograr un objetivo compartido. Sin embargo, el propósito subyacente de cualquier actividad de habilidades de creación de equipos es ayudar a los empleados a fortalecer las relaciones, desarrollar habilidades y escapar de la norma.

8 errores a evitar en Team Building

- Mostrar preferencias
- No delegar
- Falta de disciplina
- No confiar
- No establecer recompensas ni incentivos
- No escuchar las sugerencias y o propuestas
- No valorar al equipo
- Promover la competencia no saludable

Estos errores pueden reducir o anular completamente la eficacia potencial de la formación de equipos

La efectividad de un equipo

Combinación de eficacia y eficiencia: ¿en qué se diferencian?

Aunque suelen ser usados como sinónimos en muchas ocasiones, los términos eficiencia, eficacia y efectividad hacen referencia a diferentes aspectos y su correcta diferenciación y cálculo ayuda a la empresa a evaluar el desempeño de la plantilla y los procesos y aplicar acciones para la mejora continua.

Para conocer el grado de eficiencia, eficacia y efectividad de la compañía es importante, primero, conocer las diferencias conceptuales que hay entre estos tres términos, piedra angular de la productividad empresarial.

- **Eficiencia** supone conseguir que los máximos resultados sean los previstos a partir de unos recursos mínimos.

- **Eficacia** se refiere al grado de consecución de unos objetivos determinados.

- **Efectividad** se relaciona con el equilibrio entre los conceptos de eficiencia y eficacia, definiéndose como la capacidad de llevar el máximo trabajo previsto con los menores recursos posibles.

Los indicadores de **eficiencia, eficacia y efectividad** están estrechamente relacionados con el desempeño empresarial y la productividad, por lo que su medición permite obtener una radiografía esencial para planificar la estrategia de la organización. En concreto, su correcto cálculo contribuye en varios aspectos:

- Para evaluar el desempeño profesional. Con estos indicadores se saca a la luz la diligencia con la que cada empleado está llevando a cabo sus funciones, lo que permite diseñar un plan de formación, promoción o incentivos acorde para potenciar que los trabajadores sean más eficientes.

- Para ajustar los recursos y plazos. Gracias a estas fórmulas se obtiene información sobre la adecuación de los costes, la materia prima y los tiempos empleados, permitiendo reajustar estos elementos a las necesidades reales.

- Para establecer los objetivos empresariales de forma óptima. Al conocer el verdadero funcionamiento de la compañía, los directivos podrán marcar una hoja de ruta para el futuro con mayor exactitud.

- Para ser más competitivos. Al ajustar todos los anteriores aspectos, la organización experimenta una mejora continua que le permite escalar posiciones dentro de su sector.

Team Building: crear equipos de alto rendimiento cohesionados, que su motivación sea conjunta y logren los objetivos estipulados. Una disciplina con casi 100 años de experiencia y recorrido que cada vez tiene más aceptación en las empresas. Efectividad probada.

El Team Building está indicado para todas aquellas empresas, que quieran mejorar su rendimiento, que valoren el crecimiento personal y profesional de sus empleados y que consideren el aprendizaje como una práctica que potencia los resultados positivos de la organización.

¿Crees que la metodología del Team Building tiene un efecto directo sobre el rendimiento en las empresas?

14 EL LÍDER. COACH

"Vamos a conseguir muchas más cosas si pensamos que nada es imposible".
Vince Lombardi.

Anteriormente hemos hablado de liderazgo y motivación, pero creemos oportuno dedicar un capitulo al **Líder Coach:** *que es el líder que utiliza habilidades, técnicas y modelos de coaching para sacar lo mejor de su equipo. Los expertos lo citan como uno de los más efectivos estilos de dirección de personas, entre otras cosas porque su principal diferenciación con respecto a otros estilos es la capacidad de desarrollar a otros, de potenciar sus capacidades y posicionarlos en un siguiente nivel de competencia profesional.*

Definición de Coaching,

Las definiciones son numerosas y diversas. Ejercicio, práctica, especialidad, técnica o disciplina son algunos de los términos con los que se le relaciona. En términos generales, podríamos decir que se trata de una metodología cuyo objetivo consiste en generar cambios positivos en las personas. A base de análisis, motivación, aprendizaje e interacción con los otros, este ejercicio está orientado a generar cambios en la perspectiva de cada individuo y a potenciar sus habilidades, fortalezas, talentos y capacidades necesarias en su vida personal o profesional.

Coaching para el liderazgo:

Este tipo de coaching rompe con la idea de que el liderazgo es algo exclusivo de los altos cargos de las instituciones, tal como se creyó durante mucho tiempo. Es más, su punto de partida es el argumento de que todas las personas, independiente del cargo o la jerarquía que ocupen en una organización, tienen aptitudes para ejercer algún nivel de liderazgo, ya sea de forma pasiva o activa.

Sin embargo, es claro que el coaching de liderazgo ha encontrado una mayor aceptación entre directivos, gerentes, jefes y gestores de equipos de trabajo.

¿Qué hace un líder coach?

Facilita el desarrollo de personas, de colaboradores y subordinados; desde una perspectiva humanista, las potencializa y empodera (empowerment), dando como resultado un crecimiento intelectual y emocional, originando un mayor rendimiento en cualquiera de los ámbitos de su vida.
A este trabajo se le llama entrenamiento (coaching); pero antes de iniciar con este proceso el líder coach debe contar con ciertas funciones y competencias como: la correcta selección de talento, visión y motivación, definir, acompañar y guiar hacia las metas, dar retroalimentación (feedback) y congruencia ante los valores del proyecto.

¿Por qué un Líder Coach?

Porque este entrena y lleva de adentro hacia afuera al personal; es decir: contando con un abanico de herramientas, el líder coach guía a reconocer las debilidades, amenazas, fortalezas, y las oportunidades que por medio del autoconocimiento se pueden trabajar, encontrando áreas de oportunidad y mejorándolas en cada uno de los ámbitos, tanto personales como laborales. Este entrenamiento debe ser integral y sistemático. El líder coach entrena, potencializa y empodera, encaminando hacia el autoconocimiento, autogestión, autoestima, valores, gestión de tiempo, comunicación asertiva, inteligencia emocional, incluso en PNL (neuro-semantica), a modo de lograr que cada persona pueda reintegrarse a su propio potencial.

El propósito de un líder que usa el liderazgo coaching es que sus empleados desarrollen sus fortalezas y talentos, para lograrlo, el líder debe conocer a las personas que conforman su equipo y dedicar recursos que les ayuden a desarrollarse tanto personal como profesionalmente.

Lo más importante para llevar a cabo este estilo de liderazgo es que los empleados se conozcan a sí mismos, con el fin de identificar sus fortalezas y debilidades, una vez hecho esto, el líder y el empleado establecen metas a mediano y largo plazo, así como el plan para realizarlas.

Un líder que utiliza este liderazgo acompaña a su empleado hacia la realización de su meta y constantemente le da retroalimentación que lo mantenga en el camino de desarrollarse profesionalmente; así, el coach desempeña la función del guía que acompaña a su empleado procurando que éste tenga la mente abierta para intentar nuevas cosas.

Su objetivo principal es reforzar las habilidades que todo líder debe tener presentes:
- Autenticidad: sabe quién es y así se muestra ante los demás.
- Innovación: siempre piensa en soluciones novedosas.
- Pasión: le gusta lo que hace y lo transmite a sus colaboradores.
- Gestión del talento: sabe cómo manejar su equipo.
- Actitud positiva: no se estanca ante el primer obstáculo.
- Responsabilidad: asume las consecuencias de sus decisiones.
- Proactividad: propone, actúa, asume riesgos.

Barreras organizativas para un coaching efectivo,

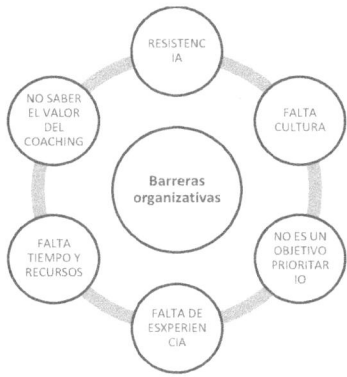

El coaching puede mejorar la productividad, la moral y la satisfacción laboral y hacer que los miembros del equipo dependan menos de ti para resolver sus problemas.

¿Cuándo usar el coaching?	¿Cuándo no usar el coaching?
Cuando la empresa cuenta con los recursos para mantener las capacitaciones necesarias, las herramientas que se utilicen y esté interesada en conseguir un equipo involucrado, de máxima productividad y con nula rotación, el liderazgo coaching es una excelente opción. Es particularmente conveniente si se trata de una empresa consolidada con un equipo joven que lleva varios años trabajando.	Si la empresa es pequeña o tiene pocos recursos, el liderazgo coaching puede ser muy difícil de mantener, ya que los empleados no se involucrarán con las metas de la empresa y quizás no puedan compaginarla con sus objetivos personales; además, no se contarán con los recursos para cubrir las necesidades económicas de este estilo de liderazgo.

VENTAJAS	DESVENTAJAS
• El líder llega a conocer claramente las fortalezas y debilidades de sus empleados • Los empleados conocen las áreas en las que deben esforzarse más • Los miembros del equipo se encuentran en constante aprendizaje • Los trabajadores se sienten desafiados y, por ello, se involucran más en su trabajo • Los empleados crecen personal y profesionalmente al cumplir sus metas • Si se lleva a cabo exitosamente, la empresa tendrá buenos resultados a mediano y largo plazo • El ambiente de trabajo es positivo	• Se requiere el tiempo necesario para conocer las fortalezas de todos los empleados • Las capacitaciones son costosas y difíciles de mantener • Algunos empleados tienen vicios que no están dispuestos a cambiar • Cuando los empleados se encuentran en un estado de comodidad no tienen la intención de esforzarse más • No se tienen resultados a corto plazo

Perfil Líder Coach,

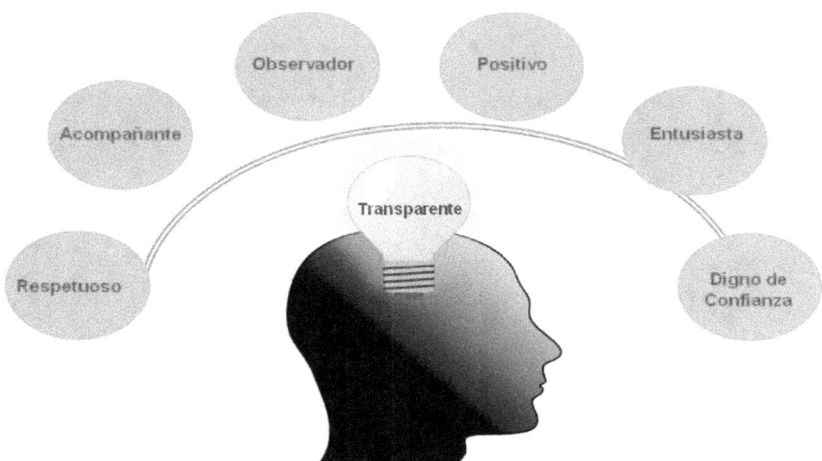

En definitiva las habilidades requeridas por un Líder Coach son: escuchar activamente, hacer preguntas, establecer metas, dar retroalimentación, establecer una buena relación, demostrar empatía y usar la intuición.

Analiza es el estilo de liderazgo de tus lideres y cuantas características equivalen a un **Líder Coach**.

¿Te sientes cómodo con el estilo de liderazgo coach?

¿Está preparada tu organización para implementar este estilo de liderazgo?

15 LAS H EN GESTIÓN

"Vamos a conseguir muchas más cosas si pensamos que nada es imposible".
Vince Lombardi.

Últimamente estamos sumidos en una corriente humanizadora en todos los ámbitos del sistema sanitario, con el impulso inicial del Proyecto HU-CI, al cual han ido siguiendo otros grupos de trabajo y estudio como son el Foro HURGE (Humanización de las urgencias, emergencias y catástrofes), HONCOR (Humanización de la oncología), HURRA (Humanización de la radiología) y es conocido que hay algunos más en fases más o menos de creación y ganas de poder aportar sus ideas y experiencias, como HUQUI (Humanización del quirófano), y siempre con la vista puesta en Humanizar de José Carlos Bermejo, el gran pionero de la humanización en España.

La humanización a pesar de tener grandes y fieles seguidores también cuenta con fervientes detractores que basan su argumentación en que la humanización está implícita en las profesiones sanitarias.

Desde HUGES (Humanizando la gestión) hemos propuesto un cambio de paradigma gestor, un cambio de modelo de gestión clásico hacia un modelo centrado en las personas, donde se trate a los profesionales sanitarios como lo que son: personas. Aquí es donde radica el cambio, el hacer a los profesionales el verdadero centro del sistema, tal como expuso en su día Richard Branson de Virgin *"Tus clientes no son los primero, lo primero son tus empleados ya que son ellos los que cuidan de tus clientes".*

Esta es la clave: cuidar al profesional, o no es cierto que un profesional motivado, bien liderado, comprometido, fidelizado, en definitiva cuidado ¿no va a ofrecer mejores cuidados y atención de los pacientes y familiares?

Este es el fin de una gestión humanizada: cuidar, palabra clave, esa palabra tan querida por unos y a veces postergada por otros. Humanización y cuidado no son sinónimos, pero si son y deben ser palabras convergentes, y con ello no hay que pensar que el sistema sanitario, sus profesionales y los gestores sean deshumanizados, nunca se ha planteado esta opción. Estas dos palabras: humanización y cuidado deben ir de la mano para crear un sistema sanitario más justo y mejor.

Cuando hablamos de la H en gestión hemos de ser conscientes de que engloba mucho más que humanización y ya en nuestra imagen corporativa nueva ya dimos un giro muy importante, un guiño a los profesionales y a los gestores ya que la misma es un puente con los brazos tendidos, un puente que une y unos brazos que quieren abrazar al gestor y al profesional y viceversa. Tender puentes es uno de nuestros objetivos como HUGES, puentes efectivos, donde el profesional sienta que el gestor está próximo y eso se debe hacer notar en las actividades y proyectos que surjan en los centros de trabajo.

Pero la H en gestión no es únicamente humanización, esta H engloba muchas más palabras que quieren dar forma a nuestro futuro modelo de gestión sanitaria:

- Humildad
- Honestidad
- Honradez
- Habilidades
- Hacer: predicar con el ejemplo
- Humor
- (H)empatía
- (E)tica

- Hablar y escuchar
- No hermetismo: transparencia

Si somos capaces de poder interiorizar como gestores que los profesionales no son únicamente un número, presupuestos u objetivos que cumplir, es cuando vamos a ser capaces de cambiar, de ofrecer a los profesionales un sistema mejor, más fidelizado, creando centros de trabajo magnéticos, donde se sientan parte de los mismos y cuidados para ofrecer sus mejores servicios a los pacientes, familiares y comunidad, y además sin lugar a duda aumentará la implicación.

Cambiar de modelo es difícil y complejo, y más aún cambiar dinámicas clásicas en centros de trabajo, gestión por competencias, por procesos, por valores, esta es una de las metas, que los valores impregnen la gestión, valores muchos de ellos con H, y el sistema sanitario es aún más complejo de cambiar, por esas dinámicas que se llevan a la práctica desde hace mucho tiempo, pero ya hay un buen número de gestores comprometidos con el cambio y que creen en el mismo y están iniciando proyectos de mejora de la gestión encaminados a centrar el sistema en las personas, y como no están surgiendo nuevas promociones de futuros gestores que ya cuentan con formación con H en sus planes formativos de máster, postgrado o formación continuada. Aquí está la gran esperanza del sistema sanitario ya que las nuevas generaciones de gestores ya reciben formación para que el cambio sea posible.

Posiblemente no veamos los frutos del cambio en un corto plazo, pero no hay duda que algo está cambiando y en unos años el cambio de modelo que promueve HUGES será una realidad: cuando los profesionales sean el verdadero centro del sistema, y como lector de este artículo ¿A qué estás dispuesto? A cambiar, a ayudar al cambio o por el contrario seguir con los modelos clásicos de gestión.

Parafraseando a John F. Kennedy: *"no te preguntes que puede hacer la gestión por ti, sino que puedes hacer tu por la gestión".* Sin duda el cambio depende de nosotros, HUGES es una idea, una visión, un sueño, que con ayuda de todos los actores implicados se puede hacer realidad para un sistema sanitario mejor.

EPÍLOGO

Si has llegado hasta esta página solo podemos darte las gracias por finalizar la lectura de este nuestro segundo libro.

Nuestro ABC para la Gestión Enfermera, se basa en nuestras experiencias como docentes y gran parte de los contenidos de este libro son los que utilizamos en nuestras clases.

Nuestros alumnos y nuestros lectores conocen nuestro estilo y nuestra forma de pensar, y únicamente queremos remover conciencias para que la gestión sanitaria y de enfermería sean más personales, tratando a las personas como lo que son: **PERSONAS** en mayúsculas.

¿Otra manera de gestionar es posible?

Nos gustaría saber tu opinión, nos la puedes hacer llegar por e-mail a **admin@jaen-cortes.es** o en Twitter **@jaen__cortes**

Albert y Pedro

ACERCA DE LOS AUTORES

Pedro Jaén Ferrer y **Albert Cortés Borra** hace más de dos décadas que comparten pasión por la gestión sanitaria, formadores y divulgadores de sus experiencias en gestión. Autores de **"Lecturas para pensar: de la nube a una nueva realidad en gestión sanitaria"**.

Pedro Jaén Ferrer es enfermero, técnico superior en coaching personal, formador de formadores, máster en gestión de servicios de enfermería, máster en gestión de organizaciones no lucrativas, máster en geriatría y miembro del Proyecto HUGES (Humanizando la Gestión Sanitaria)
Autor del blog: **Comunicación Enfermera**
http://comunicacionenfermera.blogspot.com.es/

Albert Cortés Borra es enfermero, actualmente supervisor de enfermería en el **Vall d'Hebron Barcelona Hospital Campus**, máster en gestión de servicios de enfermería, experto en dirección de sistemas de información y aplicaciones multimedia y Director del Proyecto HUGES (Humanizando la Gestión Sanitaria). Colaborador de Bitácora Enfermera – Consejo General de Enfermería. Colaborador de FanzinEnfermería
Autor del blog: **ACB Gestión Sanitaria**
http://www.acbgestionsanitaria.com/

Más información de sus proyectos y pensamientos en:
www.jaen-cortes.es

Lecturas para pensar:
de la nube a una nueva realidad en gestión sanitaria

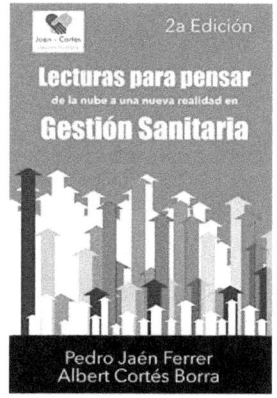

Pedro Jaén Ferrer y Albert Cortés Borra

Dicen que hay conversaciones que cambian la vida de las personas, a través de esta recopilación de nuestros artículos, no pretendemos ser tan osados de cambiar la vida de nadie. Pero si que nos gustaría comunicar nuestros pensamientos, ideas y opiniones con el objetivo de empoderar y ver que las cosas se pueden hacer de diferentes maneras.

Enfermeros, compañeros y amigos presentan en Lecturas para pensar: de la nube a una nueva realidad en gestión sanitaria una recopilación de sus artículos con la que pretenden mostrar y presentar a los lectores su opinión y visión personal sobre este tema tan apasionante. Un libro necesario, en el que, a través de 22 artículos divididos en tres categorías principales, repasan cómo ha evolucionado y debe todavía cambiar la gestión sanitaria.

- **Tapa blanda:** 121 páginas
- **Editor:** Amazon (8 de marzo de 2018)
- **Idioma:** Español
- **ISBN-10:** 198050525X
- **ISBN-13:** 978-198050525

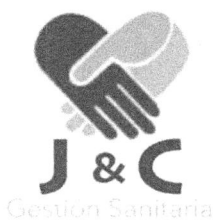

www.ingramcontent.com/pod-product-compliance
Lightning Source LLC
Chambersburg PA
CBHW071556220526
45469CB00003B/1034